2

医门初窥

临证心得与失验反思

曹 毅——著

中国中医药出版社

·北京·

图书在版编目（CIP）数据

医门初窥 . 2，临证心得与失验反思 / 曹毅著 .—北京：中国中医药
出版社，2019.10（2020.6重印）

ISBN 978 - 7 - 5132 - 5588 - 2

Ⅰ . ①医… Ⅱ . ①曹… Ⅲ . ①中国医药学 Ⅳ . ① R2

中国版本图书馆 CIP 数据核字（2019）第 097603 号

中国中医药出版社出版

北京经济技术开发区科创十三街 31 号院二区 8 号楼
邮政编码 100176
传真 010-64405750
保定市中画美凯印刷有限公司印刷
各地新华书店经销

开本 880×1230 1/32 印张 7.5 字数 152 千字
2019 年 10 月第 1 版 2020 年 6 月第 2 次印刷
书号 ISBN 978 - 7 - 5132 - 5588 - 2

定价 45.00 元
网址 www.cptcm.com

社 长 热 线 010-64405720
购 书 热 线 010-89535836
维 权 打 假 010-64405753

微信服务号 zgzyycbs
微商城网址 https://kdt.im/LIdUGr
官方微博 http://e.weibo.com/cptcm
天猫旗舰店网址 https://zgzyycbs.tmall.com

如有印装质量问题请与本社出版部联系（010-64405510）

余自 1997 年始，以中下之资问学岐黄之术，二十载徒增年齿，于医一道，粗知皮毛，略窥门径，门墙之后，庭院深深深几许，吾不知也，是名《医门初窥》。

曹毅

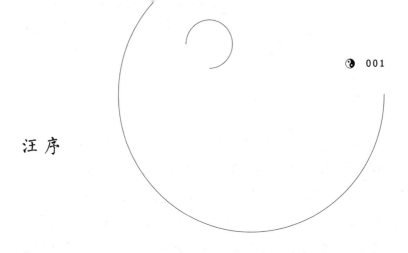

汪 序

　　曹毅兄是我大学时代及攻读研究生时的同窗，于中医一途，彼此再也了解不过了。在我的心目中，多年来幸遇的中医同侪里，曹毅无疑是其中最为出色者之一。记忆中，大学时代的曹毅兄在文学上颇有造诣，曾有不少散文与诗作发表在校内外刊物，这些作品往往独树一帜，展现了他敏锐的目光与深刻洞悉一切的思想力。而他将这种敏锐目光与深刻思想力着力于中医药，是在当年我们即将离开母校成都中医药大学之际。曹毅在毕业前夕，读到本校一位中医耆老之名著，爱不释手，书中之论对其震撼颇大。记得某日，在大学宿舍，我二人促膝长谈，曹毅提到了他未来矢志岐黄之宏愿，面露坚毅之色。可以想见他在读到耆老名著那一刹那醍醐灌顶般的开悟！正是那一刻，注定未来必将出现一名优秀中医。时间证明，的确如此！

　　曹毅大学毕业之后，由于种种原因，并未到医院工作，而是在重庆市合川区做一名公务员，是别人眼中稳定而体面的职业。但是，或许他内心深处铭记着毕业之际的宏愿，故而始终未曾放弃中医。凡成就事业者，必先立志，这一点在他身上体现得尤为突出。那时的他虽身为公务员，却坚持不懈利用周末翻山越岭寻访名师，坚持数年之久。当年，在我听到曹毅这一段经历时，脑海中浮现出来的场景是：在无尽的山路之上，一名矢志不渝的求道者，在中医之路上披荆斩棘，渐行渐远。正是这种励志，这种刻骨铭心般的坚韧，方能成就一位得道之人。

为了在中医的道路上有所精进，后来的他毅然放弃了人人羡慕的岗位，放弃升迁机会，而报考了中医研究生，重拾岐黄之术。唯因官本位思想影响中国上千年，对于放弃可能晋升的仕途，而从事为人所忽视的中医行业，世俗之人往往不能理解。曹毅3年硕士研究生毕业之后回到家乡，到了合川区人民医院中医科从事临床工作，3年读研的结果，从行政部门跳到了医院中医科，想必其周遭之人更为咂舌，也只有读书明志之人，会对曹毅此举颔首微笑。古人所谓高洁之士，岂非如是乎？！

有愿行之加持，曹毅果然不负众望。回到合川之后，他坚持中医之路，不数年间，在重庆市合川区已是声名鹊起，成为合川区杰出的青年中医，求治于他的患者甚众。这样一来，他不仅在理论一途积淀丰厚，在临证一途亦日渐深入，积累了大量宝贵的临证经验与体悟。曹毅从来就是笔耕甚勤之人，又有着深厚的文学功底，因此在他10余年临证闲暇之余，妙笔生花，记录了他在中医之路上的点点滴滴，遂有此《医门初窥》一著。

是著将成，曹毅给我电话，邀请我为其作序。我与曹毅本为同窗，且以我之年龄与资历，还没有到为别人大著作序的地步。但我转念：其一，曹兄深信于我，乃我之荣幸，同窗之情最为难得；其二，我是历来佩服曹兄眼光与思想之精辟独到的，大著玉成，我有幸为其作序，又是第二层难得！其三，曹兄人生经历，乃是中医同仁学习之榜样，我有必要借用此篇序文向大家分享曹兄坚毅之精神品格，若能激励中医学者之一二，善莫大焉，此乃第三层难得！念及以上三点，乃敢当仁不让，忝为此序。

余观曹毅《医门初窥》此编，叹此实为一部中医精良之作。虽分为两部，实则理法方药环环相扣，前后呼应，逻辑严密。《医门初窥 1》以医理为主，从道一始生到阴阳不二，到物成于三，到五行升降出入，乃一脉贯穿，是宗中国传统文化之"气一元论"，本先秦道家"道生一，一生二，二生三"之经典宇宙模式。《医门初窥 2》则是医案、医话，记录了他大量的临证实践经验及体悟，对读者来说，一定会收获颇丰。书虽名"初窥"，实为谦虚之辞，内容精深，已得医门三昧。他山之石，可以攻玉，曹兄方届不惑之年，但其赤诚之心、坚毅之志、深入之学，值得我辈同人认真研究！

笔者故土本为四川峨眉，后蓉城求学、宁远行医，现在滇池之滨从事医、教工作，专业乃研究历代名医古籍文献、学术思想与临证经验，因此对历代中医名家有大致了解。吾现所居云南，晚清民国有名医彭子益，大理鹤庆人氏，著有《圆运动的古中医学》，近年来为学界所珍视，近代云南学者方树梅赞誉彭子益"为滇医界放大光明者"。余观曹毅兄此著，与彭子益之著有异曲同工之妙，可以参差比拟，故余认为曹毅《医门初窥》一著或可为重庆医界绽放光华者也！

云南中医药大学　汪剑

2019 年 3 月 16 日凌晨于昆明

汪剑，男，生于 1979 年 4 月，四川峨眉人。博士，毕业于成都中医药大学，中国中医科学院出站博士后。现为云南中医药大学副教授，硕士研究生导师。

金 序

　　曹毅者，重庆合川人。1997年进入成都中医药大学学习，3年学毕而归，出任公职，但初心不改，公务之余，悬壶乡里，屡屡应手，求治者众。然曹毅从未翘首自得，常常感叹中医学问之博大，道理之精深，自觉学术不精，毅然辞去公职，考取成都中医药大学温病学专业硕士研究生。曹毅在读期间，废寝忘食，习经读典，细读《内》、《难》、《伤寒》、历代名家医著。后于2008年获得温病学专业硕士学位。学成后，如璞成玉，入职合川区人民医院中医科，专心业医，临证时谨守中医之正理，无论外感、内伤大都应手而瘳，少顷则声名鹊起。

　　该书立足于中医整体恒动、知常达变、辨证论治等基本原理与方法，通过作者细致入微的思考，将这些中医理念有机贯通在一起。中医学以"阴阳"学说为出发点，而阴阳未判之前是混沌无边的元气，所谓"道一始生"，一元之中化现阴阳，阴阳不是对元气的割裂，而是对元气不同状态的描述。阴阳进一步细化，其升降运动构成了五方定位，衍化出五行五脏。元气如同汪洋大海，时而波澜不惊，时而汹涌澎湃，每一朵浪花都各具特色，又莫不是海水的显现。阴阳五行复杂的运动轨迹，构成了精细微妙的人体；阴阳五行的同根同源性，维持了人体脏腑间平衡协调。如同每一滴海水的紧密相依，人体也是牵一发而动全身，这正是中医整体恒动观念。整体和谐、恒动有序为常，妄动则为变为病，中医的原理是知常达变，中医的目标是恢复和谐有序的常态。任何疾病都处在整体间相互作用的关系网中，中医不会仅仅关注某一局部症状，而是辨识关系网中关键矛盾所在，也即是"辨证"，在此基础上寻找治疗方案。珠网重重，一线贯通，守"一"为治，各得其宜。道是技艺的原理与指导，道又赖具体技艺以体现，作者以自身经验为大家示范了辨证论治。从寒温的角度看，伤寒学派和温病学派在历史上有分歧，但若能客观看待患者脉症，则无非寒者辛温，热者凉解，传变者"知犯何逆，随证治之"。治法虽是前贤提供的，但事实上终究是患者的需求。从气化升降的角度看，肝木升发不遂者宜疏通，上焦阳气不足者当补中焦以升提，金水不得收藏者须助阴以降敛。辨证论治并无固定套路，唯有知常达变，反变为常，解决当下主要矛盾，恢复整体的和谐运转。作者书中病案有可赏鉴之处，尤为难得的是将自己治疗无效的病案如实记载，并反思失当处，能将真实情况呈现在读者面前，目的是让读者真实获益，非是著书求名利者所能比拟。

古今医书虽多，然古书难读，今人书难信，此书或有裨益于世，故乐为之序。

金钊

乙亥初春于浣花溪旁

金钊，男，1978年7月生，四川平武人。中医学博士，成都中医药大学基础医学院医史各家学说教研室副教授。

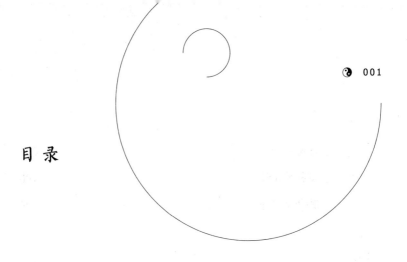

目 录

引言：进与病谋，寸效必争；退与心谋，失验反思

　　清代温病学家吴鞠通在其著作《温病条辨·自序》中说："瑭进与病谋，退与心谋，十阅春秋，然后有得……"

　　进与病谋，谋的是治效，诊病时，察舌按脉，绞尽脑汁与疾病周旋，可谓寸效必争；诊之余，退与心谋，谋的是医术的精进，是自我反省、总结的时候，总结成功的经验，反思失败的教训。在这个过程中，比较轻松愉快的是对验案的总结，最受煎熬的是面对误案、败案、无效案（本文统称失验案）的沮丧、郁闷、恼怒、怀疑、信心全失。然而，笔者以为，对失验的反思才是"退与心谋"要做的主要工作和最有价值的地方。所谓"失之东隅，收之桑榆"，能否在失验反思中得到进步，除了考较医者专业知识外，还考验当事人控制负面情绪的能力，这是客观冷静地分析得失的前提。此外，还要有正视失误的态度，以及否定自己，重新审视，乃至推翻旧有认识的勇气。

　　实际上，人非圣贤，孰能无过？任何医学都是在否定之否定中不断进步。误诊、误治有主观因素，也有客观因素，是临床诊疗中难免的现象，但过而能改，便善莫大焉。中医学从来就不回避误诊、误治，我们奉为圭臬的《伤寒论》，徐灵胎就认为"实救误之书也"。有学者统计，《伤寒论》398 条原文，有 120 条谈误治；太阳病篇有条文 178 条，论及误治的条文有 89 条（50%），其中有列出处方的误治条文 66 条（37%）；太阳病篇有处方 72 首，误治处方 51 首（71%）。宋代名医许叔微的《伤寒九十论》载 89 个医案，其中因误诊误治的病例31个。[1] 还有学者在《名医类案》2500则医案中，抽取465例明确失误的医案进行分析研究，肯定其价值。[2] 就笔者自己的经历来看，初学时，喜欢读验案，那个时候一门心思想的是吸取他人的成功经验，直截了当，拿来便用，可能与初学时想急切树立自信的心情有关。临证久了，却更喜欢读误案，它包含的信息量更大，发人深省处更多，知道看一个医案可以从正面看，还可以从相反的方面看，就像学习一味药的使用，知其利，还得知其弊；知其用，还得知其忌，要知道取效的前提在于尽量避免错失。进与病谋，不是冒失挺进，而是正面、反面、侧面全盘考量后的耐心周旋，这便是退与心谋之一得。

清代医家周学海说："宋后医书，唯案好看。"医案是医者的临证实录，好的医案除了记录疾病的治疗经过，还应该反映医者的思考过程，何处是辨证眼目，何处是诊治切入点，如何思考和处理复杂的病机，如何总结方药得失等。中医学讲求辨证论治、三因制宜、个体治疗，不可否认，统计学方法是研究病案的有效手段之一，但笔者以为，中医病案更大的意义不在统计学上，而在开拓眼界，启迪思维，举一反三，授人以渔。从这个角度看，误案、败案、无效案，在这方面的价值不亚于验案，笔者临证中这样的案例

---

[1] 李国鼎.中医误诊误治原因及对策.北京：人民卫生出版社，2003.

[2] 于凌.管窥《名医类案》失误病案的医学价值.北京：中国中医药信息杂志，2015，22（1）：100-102.

也不在少数，只是这类案例的患者很可能不再复诊，反馈少，不易收集。

此外，关于疾病的命名和分类，其实是中医学里一个比较尴尬的问题。由于种种原因，中医学的疾病分类颇为混乱，病证不分，标准不一，有以病因名病者，如风温、中风、伤寒等；有结合时令命名者，如春温、暑温、秋燥等；有以病理产物命名者，如痰饮、血证、积聚等；有以病位名病者，如胸痹、肺痿、肾着等；有特殊病名者，如六经辨证中的六经病，太阳病、阳明病、太阴病等，病名中就包含了特定的辨治方法。而最早使用、也是最常见的应是以症名病，比如《中医内科学》就是如此，但笔者认为这种方式也非至善，既不能反映疾病的规律特点，也不能指出辨治要点，因为中医学的辨证论治乃是整体着眼，主诉与主症固然重要，却未必就是辨治眼目所在。这些方式都从不同侧面体现了中医学对疾病的认识，同时也反映出要统一中医疾病命名分类的难度。本篇所选，均是笔者平时记录的真实案例，为保持原貌，尽可能原文摘录，其中也有以症名病者，旨在便于辨识以及不同证型间对照互参，分类也不严谨，按语中多"借题发挥"，所论也不限于本案，是因笔记时随想随写，信马由缰，故体例有失规范，唯所想所写，胜在真实。

验案篇

一、发热案

发热不是一个病名，而是一个症状，发热的诊治一直是中西医学的重点，而中医学对发热一症的研究更可以说有 2000 年的历史，从《内经》"今夫热病者，皆伤寒之类也，或愈或死，其死皆以六七日之间，其愈皆以十日以上者，何也"等相关论述，到汉代张仲景《伤寒论》的六经辨证，"恶寒发热""但热无寒""寒热往来""日晡潮热""厥热胜复"等，再到明清时代温病学卫气营血、三焦辨证，"身热不扬""夜热早凉""骨蒸发热""五心烦热"等。外感发热之外，复有内伤发热，如李东垣的气虚发热、朱丹溪的阴虚火旺、王清任的瘀血发热，妇科有热入血室，儿科有食伤发热，有气郁发热，有阳虚发热，有里热外寒，有上热下寒，有真假，有错杂，有兼夹，如此种种，不一而足，认识全面而深入，理法方药可称完备，要在辨证论治而已。

1. 湿温发热，方随证变

杨某，女，55 岁。近几日自觉发热，时头痛，汗出，予桂枝汤间断服之（因平素体虚，服桂枝、参芪有效），病无进退，2009年 7 月 22 日下午症状加重，发热，汗出，头痛，身痛，由于医患分处两地，舌脉不详。根据平常体质情况，予柴胡桂枝汤，傍晚时分，病证持续加重，体温 39.2℃，到诊所打柴胡针退烧，输头孢消炎，当晚仍高热不退，汗出不止，几无宁时。

7月23日早晨，笔者前去诊脉，证情如前，体温39.5℃，舌略红，苔腻黄白相间，脉沉紧滑数，重按力减（患者阳虚体质，平时脉沉弱无力）。观当前舌脉，诊为湿热内郁，表气闭遏。处方：

桑叶15g，菊花15g，藿香15g，佩兰30g，半夏15g，竹茹10g，滑石15g，白茅根15g，前胡15g，苏梗12g，竹叶12g，豆豉12g，杏仁12g，1剂。

服药后汗出减少，发热减退，但仍不稳定，当天下午6点，出现咳嗽，咳吐脓痰，喉中腥味很重，胸痛，舌脉同前。辨为痰火郁肺，治清化痰火，宣肃肺气。参考千金苇茎汤加减：

芦根30g，滑石15g，桔梗15g，杏仁15g，枇杷叶15g，前胡15g，半夏15g，竹茹15g，冬瓜子15g，郁金15g，白茅根15g，丝瓜络20g，瓜壳12g，桑叶15g，1剂。

7月24日早上8点，咳嗽、咳痰、胸痛，全部消除，但新增头痛，发热似有减退，仍不稳定，38.8℃左右，大汗出已止，但周身仍潮润，似有微汗。7月23日下午所处方药尚未尽剂，但病证已变，舌脉如前。辨为湿热内郁，络气不和。处方：

青蒿15g，桑叶15g，菊花15g，钩藤20g，蔓荆子12g，白蔻12g，半夏15g，竹茹12g，竹叶12g，滑石15g，白茅根15g，香薷12g，藿香15g，佩兰30g，前胡15g，枇杷叶15g，冬瓜子15g，菖蒲10g，1剂。

服药2次，至中午，病情变化，症状加重，头痛如裂，恶心欲呕，发冷发热，汗出，面色青冷，手脚冰凉，舌象如前，质略红，苔腻，脉沉弱无力。虚象已显，本质已露，辨为营卫不和，太阳阳明并病。处方：

桂枝 15g，白芍 15g，葛根 20g，白芷 12g，川芎 12g，党参 12g，砂仁 10g，苏梗 12g，吴茱萸 5g，半夏 15g，生姜 2 片，1 剂。

服药 1 次，头痛十去八九，汗出大减，体温 36.9℃，神疲乏力。

7 月 25 日早上 8 点，服上方（7 月 24 日下午方）3 次，头痛基本消除，热退汗止，精神好转，乏力明显，微咳，舌略红苔薄腻，脉沉无力。处方：

吴茱萸 4g，半夏 12g，党参 15g，陈皮 10g，白芷 10g，川芎 10g，藁本 5g，葛根 15g，杏仁 10g，冬瓜子 10g，茯苓 15g，生姜 2 片，1 剂。

下午 6 点，前药服 2 次，效果不显，仍感疲乏，动则尤甚，微汗出，头略昏胀，舌色正，苔厚腻偏黄，脉沉无力。原欲扶正以善后，然舌苔增厚，恐进补则复，所谓"炉烟虽熄，灰中有火"，于湿温的诊治过程尤当引起注意，唯疏理脾胃，化湿和中，所幸此次患病，脾胃始终未伤。

白蔻 12g，半夏 12g，苏梗 10g，豆豉 12g，茯苓 20g，藿香 10g，佩兰 25g，天麻 20g，刺蒺藜 15g，杏仁 12g，建曲 15g，麦芽 20g，1 剂。

7 月 26 日早上 8 点，服昨日药 2 次，头昏涨全止，余症较稳定，唯觉凌晨略有发热汗出，舌略红，苔腻，黄白相间，较昨日略薄，脉沉无力。仍不可壅补，拟理脾和胃化湿，兼疏表气。处方：

白蔻15g，半夏12g，厚朴6g，杏仁10g，葛根15g，前胡10g，枇杷叶10g，豆豉12g，茯苓20g，建曲10g，麦芽20g，苏梗10g，藿香12g，佩兰30g，1剂。

7月27日早上8点，症状俱除，唯觉疲乏，舌色正，苔薄腻，脉沉无力。下方善后：

党参10g，太子参15g，黄芪20g，炒白术12g，茯苓15g，砂仁10g，苏梗12g，焦三仙各15g，陈皮10g，1剂。

●**按**：湿温病一日数变，往往未尽剂而证已变。患者是笔者母亲，所以才能及时地在一天之内随证变方，并记录详尽。由于平时了解患者体质、舌脉，当病证出现时，前后对照就比较清楚病证的演变。此案除初期输过一次液后，全程均是笔者中医治疗，每一个变化历历在目，其中有温病学透热外出、分消湿热的治法，也运用到伤寒六经辨证，"观其脉证，知犯何逆，随证治之"，伤寒、温病何尝判若水火。

2. 湿热蕴毒，透风渗湿

郭某，女，21岁。2018年3月4日初诊：反复发热38～39℃一周，咽喉红肿疼痛化脓，可见脓点糜烂，输液4天无效，专程从外地飞回来诊治。舌红，形胖大，有红点，舌苔黄腻厚，脉滑数有力。辨为湿热蕴毒，治当透风于热外，渗湿于热下，不宜单纯地清热解毒，予蒿芩清胆汤合甘露消毒饮化裁：

青蒿 20g，黄芩 10g，桔梗 10g，山豆根 6g，板兰根 15g，藿香 20g，薄荷 12g，蝉蜕 10g，连翘 10g，滑石 20g，枇杷叶 20g，射干 10g，芦根 15g，冬瓜子 20g，鱼腥草 15g，2 剂。

复诊：述服药 1 次，热渐退；服 2 次全退，体温即降到 37.1℃，咽痛大减，发热未反复，数次测体温都在 36.8～37℃，舌苔薄黄腻，脉已缓和。原方续进 2 剂，愈。

●按：笔者体会，夹湿类发热，热势未必很高，但症状却令人极其难受，头重如裹，身困酸痛，胸腹痞闷，呕恶嗜睡，或时寐时醒，甚至神志昏蒙，意识模糊，前人有语："千寒易除，一湿难去。湿性黏浊，如油入面。"就是形容其缠绵纠结。这类发热，西医输液治疗效果欠佳，因为病本于湿，若再灌注大量水液，恐非良法，而中医学在这方面却积累了不少成功经验，特别是明清温病学家，如叶天士提出分化湿热的思路，"泄湿透热""或透风于热外，或渗湿于热下，不与热相搏，势必孤矣"；吴鞠通则指出："徒清热则湿不退，徒祛湿则热愈炽。"并有"汗之则神昏耳聋，甚则目瞑不欲言；下之则洞泄，润之则病深不解"之诫。当然我们要灵活看待，但同时也说明湿温治疗不易，颇多掣肘。薛生白《湿热条辨》则更辟专篇专论。我们因而也储备了大量有效方药可供选用，如三仁汤、藿朴夏苓汤、连朴饮、蒿芩清胆汤、甘露消毒丹等。

3. 子时发热，治当顺天之时

蒋某，女，64岁。2016年3月29日诊：病凌晨4点左右发热，反复数年，近日复发加重。热在凌晨4点，是阳气升发不及，当助其升发。方用：

柴胡18g，黄芩10g，薄荷6g，太子参15g，半夏9g，连翘20g，天花粉10g，知母10g，3剂。

4月20日因他病来诊，诉服上方痊愈，未复发。

●**按**：《灵枢·顺气一日分为四时》曰："顺天之时而病可与期，顺者为工，逆者为粗。"夜半子时后，阴中之阳，阳气始生，其中又有太过不及之分，病独在此时，人与天应，当从这个规律中寻找治法。

4. 当归六黄汤化裁治更年期发热

彭某，女，49岁。2015年9月15日初诊：发热，头面烘热，潮红，热则出汗，伴心悸心跳。舌略红，苔黄腻，脉缓少力。处方：

黄连3g，黄芩10g，黄柏6g，生地10g，黄芪30g，地骨皮10g，五味子12g，女贞20g，白芍10g，太子参15g，浮小麦30g，3剂。

9月18日复诊，上症基本消除。

●**按**：更年期发热源于天癸将绝，肾阴阳失衡，元气不安于下。时发潮热，热冲头面，热在手足心，并伴汗出，心烦，是元气不安其宅，浮越于上的表现。治以黄连、黄芩、黄柏苦寒降泄，生地、熟地填补肾精。笔者运用时习惯去当归，用白芍或合二至丸，另用浮小麦或五味子敛汗。如果表现为上热下寒，可以考虑全真一气汤。

5. 黄煌退热验方治案 4 例

案一 曹某，2 岁。2012 年 4 月 13 日诊，注射疫苗后 3 天，外感，间歇性发热，热在 39℃上下，烦躁，精神萎靡，每次发热持续 40 分钟左右，间隔 30 分钟左右，热退时，身略凉，病 2 日不解。因服中药不便，予小儿氨酚黄那敏，无效；服美林可暂时退热，但旋即复发，无奈之际，强灌中药，以黄煌教授退烧验方（原方：柴胡 40g、生甘草 10g、黄芩 15g、连翘 50g）化裁：

柴胡 25g，黄芩 5g，连翘 15g，太子参 12g，葛根 25g，荆芥 8g，芦根 15g。因小便短黄，故加芦根生津利水；因热退时有轻微恶寒，故加荆芥。上午煎药 2 次，全天共分服 4 次，服后逐渐安稳，其间仍有反复，但症状显著减轻，当天傍晚到睡觉时（晚 10 点）未再发热，精神好转。翌日询问，当晚未发热，且睡觉安稳，不似前两夜，彻夜发热，烦躁不宁。观察未反复，停药。

●**体会：** 治外感须辨六经，推测黄煌先生此方当从小柴胡汤化裁，从少阳论治，因感冒急性发热，在太阳阶段时间并不会太长，所以恶寒不很明显，又没有完全入阳明，干渴等也不是很重，以停留在少阳阶段进退拉锯最多。少阳主胁部及膜原，所辖范围极广，故用大量柴胡清透之。本例发热呈间歇性，是正气不足的表现，故加太子参扶正；葛根入阳明，清解阳明在表的郁热，也是退热良药。黄煌先生此方确是退热良方，之后多次运用，疗效可靠。

案二　2013年5月22日，治一女，3岁，发热39.2℃。处方：

黄芩5g，连翘20g，柴胡40g，板兰根8g，太子参8g，葛根40g，1剂。

第2天，家属因他病来诊，述服上方一次即退烧，未反复，余药未服。

案三　2017年5月24日，治陈某，女，4岁。低热反复2天，便结。处方：

柴胡24g，黄芩10g，连翘20g，荆芥10g，莱菔子10g，板兰根15g，香薷10g，2剂。

5月27日复诊：述服上方2次，即热退病愈，余药不服。

案四　2017年11月22日，治李某，男，5岁。发烧40℃，病2天，患儿是笔者亲戚，电话就诊。处方：

柴胡20g，黄芩8g，板兰根12g，连翘20g，荆芥10g，葛根30g，太子参10g，仅服一次，汗出烧退而愈，未复发。

●**体会**：此方要点在重用柴胡和连翘，两者均以清透为主，量宜大。若脉弱气虚，加太子参鼓舞正气；恶寒汗少，加荆芥解表；口干，加石膏、葛根、芦根等；夹湿，加藿香、香薷等；便秘，加莱菔子等。药味不宜太多，以免淡化主药清透解热之力。

二、感冒案

1. 阴虚感冒，少阳失枢：略谈体质与病证的离合

郭某，女，83岁。2004年3月18日诊：感冒数日，寒热往来，口中酸苦，兼见子宫脱垂，舌光红无苔，脉沉细。知其素来气阴不足，偏阴虚，舌脉从来如此。一诊考虑年老阴虚，小柴胡汤只取其半：柴胡、苏叶、白薇、女贞子、桑叶、葛根、甘草、天花粉、太子参，1剂，药量不详。服后小效，因思运用经方，有是证即用是方，体质为阴虚，而证为少阳枢机不利。改用下方：

柴胡15g，黄芩10g，太子参15g，甘草8g，大枣10g，生姜2片，半夏8g，荆芥10g，豆豉15g，天花粉15g，白薇15g，葛根15g。

1剂寒热止。所奇者，子宫脱垂明显好转。

●按：中医体质学是一门内容丰富的学问，三言两语很难说清楚，笔者认为，它同时也是一个有很多问题尚待厘清的课题，比如体质的定义，它不是简单地进行分类，这里就涉及病与常的认识，进而关系到体质与病证的界定。但不可否认，体质在中医发病学、治疗学上具有重要意义，任何病证都是在一定的体质基础上表现，体质的偏性在一定程度影响发病形式、病证从化、转归、预后，在一定程度上决定治则治法。实际上，在辨证论治过程中，体质一直都贯穿其中，从病机表述中就可以明显看出来。如以感冒为例，

《中医内科学》就分气虚感冒、阳虚感冒、阴虚感冒等，这个"气虚""阳虚""阴虚"很大程度是指体质而言，因为一般病证不会造成明显的体质改变以及气血阴阳的骤虚（重大疾病、创伤除外），不会突然重构相对稳定的体质偏性，所以我们说气虚、阴虚、阳虚等，很多时候是对体质的认定。于是这里就有个问题必须得思考，上面我们简略说到的体质与病证的关系，是从体质如何影响病证的方向上两者合看，肯定了体质在辨证论治中的重要作用，需要注意的是，首先，这种影响只是一种倾向，而非必然，体质未必决定病证；其次，病证更是未必会影响到体质，那么这时候两者又当分看，而分看又直接关系到临证用药时如何处理两者，特别是在两者性质相反的情况下，如何互不掣肘，如何相得益彰。如《伤寒论》中附子泻心汤，笔者认为不妨看成阳虚体质而患热痞病证，体质和病证虽然同体，其实是分离的，性质是相反的，而仲景天才的处理方法令人拍案叫绝。

理解体质与病证的分离，论治时就有标本缓急的取舍，也有双管齐下的兼顾，《素问·标本病传论》："谨察间甚，以意调之。间者并行，甚者独行。"本案患者，笔者素知其体质阴虚，舌脉所示亦然，病证表现则为少阳失枢，故用白薇、天花粉针对阴虚体质，用小柴胡汤枢转少阳病证，是体质、病证分治而又兼顾。

2. 阳虚感冒：以脉证为据，活看因时制宜

曹某，男，27岁。2005年1月8日初诊：素体阳虚，新感风

寒，手足冰冷，恶寒尤甚，鼻酸痒，喷嚏频频，涕泪清稀如水，不能自止，昼夜不停。舌淡红，脉沉略数。素知患者体质阳虚，所见证候亦是。处方：

麻黄 12g，炮附片 ^{15g先煎}，防风 12g，白芷 12g，细辛 10g，茯苓 15g，甘草 6g，2 剂。

服 1 剂，病减半；2 剂痊愈。

是年 9 月 11 日，又病咽喉痒痛，如针刺，初未留意，两日后，咽喉痒痛加重，咳嗽，全身酸痛，鼻酸痒，频作喷嚏，涕如清水，发热，小便黄，但不渴，舌淡红，苔薄白略腻，脉沉无力。病在 9 月，气候炎热，然而清涕如水不止，不渴，仍从阳虚治。证候的寒热，是以机体的表现为依据，因时制宜也当活看。处方：

麻黄 10g，细辛 6g，附片 10g^{先煎}，杏仁 10g，苍术 12g，苡仁 40g，1 剂。

喷嚏清涕减少，喉不痒、不咳，鼻酸痒减少，仍有。处方：

麻黄 12g，细辛 10g，附片 12g^{先煎}，杏仁 10g，防风 10g，甘草 10g。

1 剂，愈。

●**按**：阳虚者易寒，《中国朝医学》曰："太阳人、少阳人，易得热证；太阴人、少阴人，易得寒证。"就是说体质对易感病邪的倾向性。同气相求，内外相引，时常（不是绝对）表现为体质与病证性质相同，如薛生白云："太阴内伤，湿饮停聚，客邪再至，内外相引，故病湿热，此皆先有内伤，外感客邪，非由腑及脏之谓。"这种情况处理起来就相对简单，方药不相互掣肘。要注意的是本案第二次患病，时在 9 月，燥热主令，但舌、脉、证均示阳虚外寒，故仍主麻附细辛汤，从这个角度看，感邪性质，抑或体质从化，均不是论治立法的核心依据，最终都会回到仲景"观其脉证，知犯何逆，随证治之"的原则内，是知此语之妙不可言。

3. 痛不欲生的表证身疼痛

杨某，女，44 岁。2016 年 5 月 5 日初诊：病起于 4 个月前，恶寒，全身疼痛，来诊时仍穿 3 件加厚衣服并外裹棉被，自述胸背腹间似有气体游走，下肢疼痛剧烈，每晚痛得大喊大叫，彻夜不宁，几欲轻生。住院 10 天，检查除腰椎有轻微问题外（不详），余无特殊，由于诊断不明，唯有用止痛针，取效一时，但效果越来越差，每晚仍会痛得大喊大叫，经同病房病友介绍来诊。

刻诊见：轮椅推入，痛苦面容，精神萎靡，不能站立，乍看以为是极危重的病，细问症状如上述。舌色正，苔薄腻，脉沉紧、偏硬、有力。我断其为感冒，外感风寒，经络不通，寒闭太甚，故脉沉紧而不浮。病家不信，认为感冒不会拖这么久，也不会这么重，4 个月来因疼痛，体重减轻 10 多斤。我说，不论病程久暂，什么样的舌、脉、症，就是什么样的证。处方：

柴胡 12g，黄芩 10g，半夏 9g，羌活 10g，独活 10g，桂枝 6g，赤芍 10g，苍术 10g，苡仁 30g，姜黄 12g，威灵仙 20g，鸡血藤 30g，秦艽 10g，忍冬藤 15g，1 剂。

5 月 6 日二诊：服上药，痛有减轻，但晚上仍痛得叫喊，胸腹间游气稍通，舌脉如前，脉象似略有缓软。处方：

柴胡 12g，黄芩 10g，半夏 9g，羌活 20g，独活 20g，桂枝 12g，赤芍 10g，苍术 10g，苡仁 30g，姜黄 12g，威灵仙 20g，鸡血藤 30g，葛根 30g，2 剂。

5 月 9 日三诊：疼痛显减，气机明显通畅，心情大好，已可从轮椅上起身步行。

柴胡 12g，黄芩 10g，半夏 9g，羌活 10g，独活 10g，桂枝 6g，赤芍 10g，苍术 10g，苡仁 30g，姜黄 12g，威灵仙 20g，鸡血藤 30g，枳壳 12g，苏木 10g，2 剂。

5 月 13 日四诊：患者步行而入，已出院，疼痛大减，晚上已完全不痛，舌象如前，脉沉缓软少力。脉象虽然力度较弱，但脉来从容和缓而软，较之前紧而硬，是好转之象。

柴胡 12g，黄芩 10g，半夏 9g，羌活 20g，独活 20g，桂枝 12g，赤芍 10g，苍术 10g，苡仁 30g，姜黄 12g，威灵仙 20g，鸡血藤 30g，葛根 30g，党参 10g，枳实 12g，3 剂。

5 月 17 日五诊：步履轻快，精神大好，疼痛完全消除，未反复，唯觉全身疲软，腰软，腹不胀。舌苔薄黄略腻，脉总体沉而少力，尺脉沉弱明显。

柴胡 12g，黄芩 10g，半夏 9g，羌活 20g，独活 20g，桂枝 12g，赤芍 10g，苍术 10g，苡仁 30g，姜黄 12g，威灵仙 20g，鸡血藤 30g，葛根 30g，党参 10g，续断 20g，川牛膝 10g，骨碎补 10g，3 剂。

　　患者后来在我处诊治其他疾病数次，上病痊愈，未复发，体重增加，精神饱满，身体较前明显大好。

　　●按：《伤寒论》35条："太阳病，头痛发热，身疼腰痛，骨节疼痛……"表证的身体疼痛能痛到什么程度？以前并没有深入去想，而且潜意识里还认为表证就是比较轻浅的病，直到诊治这个患者才重新审视。其实，大约在2002年的时候，笔者曾治一落枕，按"头项强痛""项背强几几"的条文，用葛根汤，葛根用至100g，取效很快，但患者头项剧烈强痛，完全不能转侧，稍用力转头就欲昏倒扑地，痛苦不堪的表现与条文的轻描淡写相差太大。又以为太阳表证为病证初起，所以很难把太阳表证看作是一个极痛苦和极危重的病证，虽然用太阳病条文治愈该证，但那个时候，乃至很长时间，都没仔细去想其中道理。实际上，古人惜墨如金，每个字都得仔细体会，并在临证中验证。这些表现可能轻浅，也可能很重。"身疼腰痛，骨节疼痛"就有可能痛得打止痛针，"发热"就有可能高热40℃以上，体若燔炭，"恶寒"就有可能厚被加身，仍瑟瑟发抖，而诊治关键在病机，"观其脉证，知犯何逆，随证治之"，病在太阳就按太阳治。六经病，从三阳病到三阴病，由实到虚，正气亏耗，是病证的加重，但就症状表现来看，六经病各自皆有轻重，也各有危重证乃至死证，若先存轻重有别之我见，便失平等心而难做到客观辨证，进而也就影响到对待药物的态度，总认为三阴病才是危重证，参附剂才是救命药，却忽略了药能对证，麻黄、荆防类何尝不救人于将死，岂能厚此薄彼？

三、呼吸道病证案

本篇收录咳嗽、哮喘等病证，没有用肺系疾病名篇，按中医学整体观和辨证论治，咳嗽、哮喘等表现在呼吸道的疾病未必治肺。经云："五脏六腑皆令人咳，非独肺也。"若不在肺，治肺何谓？相应地，另外，仅仅把肺作为一个司职呼吸的器官看待，把肺系病证圈定在咳嗽、哮喘等呼吸道疾病中，也完全体现不出中医学里"肺主一身之气""主治节""通调水道"等功能，而这些认识恰恰是中医学特色和精髓所在。譬如宣肺降气可以治水肿、便秘、癃闭、尿频等，其治在肺，而病位并不在呼吸道。当然，宣肺降气更是治咳嗽、哮喘的常规方法，麻黄汤、小青龙汤、麻黄射干汤、三拗汤、止嗽散、麻杏石甘汤、定喘汤、桑杏汤、杏苏散等，都是常用效方，根据寒热虚实，辨证选用，疗效确切。

1. 子时咳嗽，法遵阴阳

案一，刘某，男，52岁。2015年6月5日初诊：凌晨2点左右咳嗽，其他时间一声不咳，咳时有痰，反复数月。舌淡胖，苔白腻略厚，脉沉弱。处方：

柴胡6g，黄芩10g，太子参15g，半夏9g，细辛3g，干姜3g，五味子18g，杏仁10g，前胡20g，白前20g，茯苓20g，2剂。

6月8复诊：服上方，当晚即不咳。原方2剂善后。

●**体会**：此方重点在柴胡与五味子，凌晨 2 点，阳气虽开始升发，但昼阳夜阴，平旦之前，仍在天时阴气收敛中，独在此时咳嗽，是阴气收敛不及，故予重剂五味子敛气，予小量柴胡以应阳气始升，茯苓、干姜、细辛化寒饮，其中机理在《医门初窥 1》中有详述。

案二，蒙某，女，50 岁。6 月 15 日初诊：下半夜咳，白天不咳，痰少黏，口略渴，病月余。此案是后来追忆，舌脉已忘。处方：

柴胡 6g，黄芩 10g，五味子 18g，菊花 20g，丹皮 10g，半夏 9g，钩藤 10g，浙贝 10g，白前 10g，地骨皮 10g，沙参 10g，桑叶 20g，2 剂。

医理如上，在辨证论治的前提下，夜咳重点考虑收敛为主治，痰少而黏是阴伤。

复诊：述服上方，当晚即减，2 剂服完咳止。

然而并非子时前后的病证，都用收敛法。另录一案以资对比：

蒋某，女，64 岁。2016 年 3 月 29 日诊：病凌晨 4 点左右发热，反复数年，近日复发加重。热在凌晨 4 点，是阳气升发不及，当助其升发。方用：

柴胡 18g，黄芩 10g，薄荷 6g，太子参 15g，半夏 9g，连翘 20g，天花粉 10g，知母 10g，3 剂。

4 月 20 日因他病来诊，诉服上方痊愈，未复发。

●**按**：笔者在《医门初窥 1》"辨治心法"篇中谈到"法阴阳"的理念，有两层意思，一是辨病证之阴阳，二是合天地之阴阳。当病证表现有独特的时间规律，那就需要参合天地自然、气化升降出入的时相。以昼夜分阴阳，日出之前为阴，阴静主敛，人与天应，气化合之，所以夜间独病者要从这个角度考虑，若病收敛不及，则当用敛涩法，故案一、案二均重用五味子。要注意的是，并非子时前后的病证，都用收敛法，夜间属阴，又以子时为界，子时前为阴中阴，子时后为阴中阳，阴中阳主人体阳气始生，若阳气升发不及，郁而化热，此时又当扶助升发，对照"发热案"中"子时发热"一例，与本篇两案，都病在子时，主方都用小柴胡汤，但病证在气化的升降出入上不同，那么治法就有不同，体现在药味上就是主升发的柴胡与主敛降的五味子的取舍及比例。

2. 咳喘，肺肾两虚，勿犯宣散

姚某，女，43岁。2014年4月16日初诊：咳嗽，不动亦咳，动则咳甚，不能自止，有痰，气喘气累乏力，经治4月，未见好转。口略干，舌淡红胖嫩，苔薄腻略黄，脉沉弱欲绝。辨为久咳肺气虚而不摄，肾气虚而失藏。处方：

太子参15g，党参10g，五味子12g，白果10g，山茱萸20g，沙参10g，冬花10g，苏子10g，2剂。

复诊：自述病去七八，不动已不咳，舌脉如前。原方加熟地10g、沉香3g、肉桂3g、紫菀10g、白前10g、百部10g，2剂。

后续诊疗多次，皆按此法，疗效满意。

●按：因病程较久，患者多处就医，查看前医处方，大都用了麻黄、前胡、荆芥类，意在宣肺止咳，但是病在气虚失敛，只出不入，但凡一味宣散便与病反，可不知虚实升降乎？再如下案：

3. 肾虚咳嗽，补肾纳气

孟某，女，40岁。2013年3月11日初诊：咳嗽，咳声连连，不能自主，似有气上冲，动则尤甚，所以每个动作都非常缓慢小心，病非大病，却非常痛苦，患病4月余，经服西药及输液，无效。舌淡红，脉六部皆沉弱无力。处方：

熟地10g，怀牛膝10g，白前20g，白果12g，太子参20g，半夏12g，百部10g，紫菀18g，五味子12g，厚朴9g，肉桂3g，杏仁10g，2剂。

在中医看来，病机很明显，也很单纯，没有兼夹，肾不纳气，气虚浮越，治以益气敛涩，引气沉降，不犯一味宣散耗气药。

2剂病减大半，患者觉得效果很好，就原方自己再进1剂，基本痊愈。

●**按**：在气机升降出入于人体内外的活动中，五脏各司其职，《难经·四难》云："呼出心与肺，吸入肾与肝，呼吸之间，脾也。"肺叶开合，譬如橐龠，主司清气进出之门户，而清气吸入，下达于肾，则关乎肾主封藏的功能，气不归元的虚咳，宜从肾治。当然，临证中，比较棘手的病例更多的是合病，肺、脾、肾虚实错杂，升降出入紊乱，并兼夹痰饮、瘀血等。

4. 自汗咳嗽，按证投方

案一 丁某，女，4 岁。自汗，咳嗽剧烈，服中西药俱未减轻，病延 4 月余。舌淡，脉浮细弱。

桂枝 8g，白芍 8g，太子参 12g，杏仁 10g，厚朴 10g，前胡 10g，白前 10g，紫菀 10g，百部 10g，白果 8g，浮小麦 12g，2 剂。

复诊：病去八九，全家皆喜，直呼中医神奇，实则桂枝加厚朴杏子汤合止嗽散，乃是按证投方而已。

案二 李某，女，60 岁。2013 年 4 月 22 日诊：肺气肿，频繁住院，西医告知无特效药，只有随发随治，但此次已输液 10 天，不进反退。自汗甚，乏力，略喘，舌淡红，脉沉弱。

桂枝 16g，白芍 16g，甘草 6g，大枣 8g，生姜 3 片，黄芪 15g，太子参 15g，桑叶 20g，浮小麦 30g，2 剂。

复诊：病证基本解除，患者异常欣喜，感激莫名，言从未如此轻松。原方加杏仁 10g、厚朴 10g，2 剂善后，仍是按证投方而已。

案三 童某，男，66 岁。2017 年 8 月 11 日初诊：咳嗽半月余，有痰，伴冷汗出。处方：

桂枝 10g，白芍 10g，太子参 15g，前胡 10g，白前 20g，紫菀 10g，苏子 10g，白芥子 10g，半夏 9g，茯苓 20g，桔梗 10g，杏仁 10g。

2 剂愈，还是按证投方而已。

●按：《伤寒论》云："喘家作，桂枝汤加厚朴、杏子佳。"经典是可靠的，中医是经得起重复的。

5. 哮喘：方证辨证与脏腑辨证

黎某，男，65岁。肺癌，右肺大部切除，不耐化疗，寻求中医治疗。查看所服方药，大多半枝莲、白花蛇舌草、重楼、猫爪草等清热解毒并具抗癌功效的中药，病不退反进。初诊：面色晦暗无光，喘累欲脱，喉中痰鸣有声，痰中带血，神情萎顿，三步一停，胸胁疼痛，以右胸为主，口干苦，大汗出；舌略红，舌下青筋瘀曲，苔黄腻厚，脉弦滑疾数。

三诊过后，咯血便止，在接近1年的间断治疗下，各种症状显著减轻，面色红润有光泽，步履轻快，偶因劳累外感反复，随证服药即能控制，患者对中药治效颇感满意。由于诊次较多，无法一一罗列，基础方是：

柴胡15g，黄芩12g，法半夏15g，桂枝10g，赤芍12g，丹皮12g，桃仁15g，茯苓25g，太子参30g，麦冬12g，五味子15g，葶苈子20g，白芥子12g，莱菔子12g，苏子10g，地龙15g，冬瓜子15g，杏仁15g，麻黄6g，鱼腥草15g。

●**思路：**辨证为少阳枢机不利，兼痰瘀互结，小柴胡汤证合桂枝茯苓丸证。借由此案谈一下笔者对方证辨证与脏腑辨证的认识。

最初看到小柴胡汤合桂枝茯苓丸治咳嗽、哮喘，是在胡希恕先生的相关著作中，那时并不理解方证辨证的思维方法，但它显然具有很高的临床价值，只是自己不懂而已，为此纠结了很长段时间。笔者最早接触的是脏腑辨证，这是因为从最开始的《中医基础理论》，藏象学便是重点内容，到《中医内科学》以五脏系统分类病证，所以脏腑辨证成为最常见的辨证方法也算水到渠成。在脏腑辨证中，哮喘归为肺系疾病，必然是围绕肺的生理病理进行辨证，根据脏腑相关的整体观，当然也涉及肺脾、肺肾、肺肝等生克制化关系，而小柴胡汤则常从疏肝解郁，用治肝胆、胃肠的角度看，总之，从病机到方药，必有可见之脏腑为依归，所以，当最开始接触跳过脏腑而辨方证的思维方式时，还颇难适应。在后来的临证实践中，逐渐认识到，方证辨证的特点和优势在于：①方证辨证具有明确的指向性，它是以辨方剂，乃至药物的适应证为主要内容；②它以客观表现为依据，舌、脉、证、体征等，必须是客观存在的实物，比如小柴胡汤证、桂枝汤证等，恐怕主要是直指运用该方的客观指征；③它强调了辨证论治当避免主观臆测，最终应以客观脉证为据的原则。医学是讲求实用的学科，方证辨证最具价值的地方在于，针对性突出，且显规范，因而提高了用方的准确度，胡希恕先生说："辨方证是辨证论治的尖端。"可能就是形容其在客观实证的基础上，指向明确，准确度高，实用性强，是临证中的一大利器，朴实无华，大巧不工。但是如果因此把方证辨证提到"中医最高境界"的高度，笔者认为则非，可能胡老也没这个意思。

首先，方证辨证不宜看作一个独立的辨证体系，它也不是《伤寒论》经方所独有，它的重点在于用方的技巧，任何辨证方法，包括脏腑辨证、八纲辨证、六经辨证、卫气营血及三焦辨证等，在选用方剂的环节都可以用方证辨证的方法。笔者认为，在辨证论治全过程中，确立方药的阶段也最好能落实到方证上来，以精准选方。

但是假若把方证独列出来，脱离中医学理论，片面强调只辨方证，那就是经验用药，要知道理、法、方、药本是一以贯之的整体，胡老先生虽然倡导方证辨证，但也是在辨八纲、六经的前提下，所以"尖端"的另一层含义是，辨方证只是辨证论治的一部分而已。

其次，单看方证辨证，也并非无往不利，笔者主张尽可能把辨证论治落实在方证上，但事实上未必能完全做到。仲景有"观其脉证，知犯何逆，随证治之"，也有"知犯何逆，以法治之"的时候，也就是没有方与证相对应的情况，所以用方有"主之"、有"宜"、有"与"，这是疾病的复杂性决定的，是客观事实。

最后，方证辨证与其他辨证方法不但不冲突，且本是一体，没必要为了强调其重要性而否定其他方法。就本案而言，以小柴胡汤合桂枝茯苓丸为主方，是从方证辨证的角度看，但在接近一年的治疗中，合用过生脉饮，是从气阴两虚考虑；合用过苏子降气汤，是从肃肺化痰、纳气归肾考虑；合用过定喘汤，是从宣降肺气、清热化痰考虑，结合脏腑辨证，未觉龃龉。

6. 法外之法，咳嗽用番泻叶

2009年12月21日，治王某，女，53岁。肺癌，乳腺癌，咳嗽3月余，诸药无效，前医用半枝莲、白花蛇舌草等抗癌治疗，亦无进展。刻诊见：咳嗽剧烈，咳声连连，胸闷有痰，舌淡红，苔黄白，稍厚腻，右手肿胀无脉，左脉沉缓有力。予宣肺平喘法、化痰止咳法、收敛肺气法、平冲降逆法、纳气归肾法等，计有小青龙汤、三拗汤、二陈汤、三子养亲汤、生脉饮、都气丸、苏子降气汤、小陷汤等，毫无寸效。一筹莫展之际，忽忆三年前某日，曾与同门叶灵兰医生闲谈，她说到有一老医生善治咳嗽，每于处方中加番泻叶数克，疗效卓著，当时我从肺与大肠相表里来理解，通腑气即降肺气，但未加重视，今姑试之。在二陈汤内予番泻叶 6g、海浮石 20g、黄芩 10g、桑白皮 10g，服后咳嗽明显缓解，续以此法，渐平。

●**按：**通腑气以降肺气的用法并不少见，是肺与大肠相表里这一理论的临床运用，所以，番泻叶之治咳嗽，有理论依据，但通降腑气之药甚多，其他同类药未必这般显效，故在理论圆通外，某些特效用法乃是医者实战经验所得，应当加以重视和积累。

四、心系病证案

1. 心悸：辨证当知来路

舒某，女，55 岁。2003 年 5 月 28 日诊：二十余年心肌炎病史，体质较弱，面色苍白，近因劳作、郁气而加重。心胸烦闷，心悸心慌，动则尤甚，可明显看到心跳牵动衣服，眠差，小便黄，不欲饮，舌淡苔厚微黄，脉沉无力，节律不齐。辨为膈上郁热，痰热扰心。处方：

栀子 10g，豆豉 15g，瓜壳 12g，枳壳 8g，合欢皮 15g，枣仁 15g，山楂 15g，丹参 20g，竹茹 12g，茯苓 20g。

1 剂即减，再进渐安。

●**按**：笔者熟识该患者，知其平素体质一向较差，时有病痛大都取法补益辄效，如生脉饮、参附汤、补中益气汤、桂枝龙牡汤等，但此次因劳作郁闷而致，且有郁热扰心见证，故予栀豉汤加竹茹、瓜壳、枳壳、合欢皮等从病证来路治。

2. 胸痹，冠脉狭窄，支架之外另有良法

马某，女，34 岁。2017 年 1 月 11 日初诊：在上级医院心血管造影检查，其中一支 90% 狭窄，另一支 80% 狭窄，医院建议至少安装 2 个支架。以上检查情况系患者自述，我并没看到相关检查报告。刻诊见：胸闷如窒，气短少力，时有心慌心跳心累，脉弱，寸甚。处方：

黄芪 30g，太子参 15g，白术 10g，升麻 6g，柴胡 6g，陈皮 12g，五味子 12g，茯苓 20g，丹参 20g，桂枝 6g，5 剂。

1 月 16 日二诊：症状大减。原方加龙骨 20g、牡蛎 20g、炙甘草 6g，5 剂。

1 月 24 日三诊：症状基本消除，精神良好。原方加薤白 6g，10 剂。

2 月 8 日四诊：症状完全消除，精神大好，与常人无异。

后来患者间断在我处服药，整体情况非常好，偶有轻微胸闷，

服药即愈。

　　●**按：**该患者未再做检查，不知血管是否通畅，为了解治疗情况，也多次建议再做造影复查，患者坚决不从，认为症状消除，无此必要，所以也难作前后对比。但类似患者不少，也有前后检查作对比的。曾治一女患者，60余岁，血管堵塞85%，断续服中药后，再查只有30%，这一例有检查报告为证，就可以看出中药疗效。此类患者，多从胸痹、心悸论治，按脉察舌以虚实为纲，常用方有补中益气汤、桂枝甘草汤、桂枝龙骨牡蛎汤、瓜蒌薤白汤、丹参饮、生脉饮、小柴胡汤，夹痰热者合小陷胸汤、黄连温胆汤等，中药效果可靠，其中有不少是西医认为需安支架者，因此而免于手术之苦。当然，西医下此诊断，并制定相应治疗方案，自有其相关指征，必须高度重视。

五、脾胃病证案

1. 胃痛，秽浊塞中

　　2009年2月23日，外科请会诊。陈某，男，44岁。上级医院诊断：胆汁反流性胃炎。不知何故转入本院外科。证见：胃痛剧烈，呻吟不止，面色苍白，冷汗淋漓，蜷卧在床不敢动弹，频发恶心呕吐，胃痛须注射杜冷丁止痛，否则就有休克的可能，但杜冷丁也渐渐失效；舌略红，苔极厚腻而浊，如积粉，色黄，脉弦滑数有力。积粉苔是秽浊湿邪结聚，予达原饮化裁：

草果12g，厚朴15g，槟榔15g，黄连10g，代赭石20g，半夏15g，陈皮15g，竹茹12g，藿香20g，佩兰30g，滑石15g，蚕沙15g，菖蒲15g，郁金15g，瓜壳20g，焦三仙各15g，3剂。

针刺双侧合谷、内关、足三里、丰隆、公孙、三阴交。患者述，针刺丰隆时，针感强烈，针处胀气，但胀得很舒服。

2月25日二诊：诸症大减，上方加旋覆花12g，3剂。

2月28日三诊：疼痛全止，恶心呕吐消除，食欲恢复，苔退尽，脉缓，状如常人。出院。

●**按**：此案过去10年，仍记忆犹新，一是患者疼痛剧烈之状，似乎随时可能晕厥；二是舌苔秽浊，厚如积粉，让人印象深刻。现在回头再看治疗，认为彼时用药颇失精炼，若在当下，可能就不会用代赭石，此药重坠，不利开化秽浊。

2. 胃胀打嗝，其病在表

付某，女，59岁。2012年3月26日初诊：胃胀打嗝，所奇者，患者自述全身肌肉皆胀，甚至肌肉瞤动纠结，突起结节或硬条索，挤捏全身任何一处，皆致打嗝，并述恶寒，身强特甚，颈项肩背最明显，全身胀气时有针刺感，感寒则胀气等诸症加重，皮肤表面常会出现小疙瘩，得热则胀气等症状减轻。余问及得病之初有否感冒，患者追忆，病起于10余年前，因晨跑吸入冷空气后即患此病。

舌淡红苔薄润，脉沉紧有力略滑、迟。辨为三阳外证合病，寒气束表，表气不通。处方：

麻黄10g，桂枝12g，杏仁15g，葛根50g，柴胡20g，枳实15g，白芍15g，半夏20g，香附15g，茯苓15g，川芎15g，苏叶10g，羌活15g，黄连6g，生姜5片，2剂。

3月29日二诊：上证大减，自云减轻十之七八，仍打嗝，仍轻微身强，口微苦，舌脉如前。原方去黄连，加黄芩10g、木香12g，2剂。

4月23日三诊：患者服上方，病证再减，已非常轻浅。予原方略作加减善后，后遇介绍而来的患者说，其病已愈。

●**按**：挤捏全身任何一处便打嗝，这是本病比较奇特的地方，也是辨治着眼点，所谓"独处藏奸"。按胡希恕先生的观点，外在躯壳为表，包括皮肤、肌肉、筋骨等，胃肠消化道为里，表里之间为半表半里。然而，正如笔者在《医门初窥1》提到过的，八纲者"阴阳表里寒热虚实"，是所有病证的共性认识，但八纲辨证对每个纲领的纵向深入及纲领之间的横向联系探讨的很少，所以看起来，八纲辨证更重在证型归类，但这是不够的，其中的理法机制是临证中不得不考虑的问题。笔者从气化升降出入的角度认为，表里，包括半表半里的具体部位是气机升降出入与枢转之处，表、里、半表半里的结构特性，正反映了升降出入枢的气化特点，而一气周流的连续性将各部位整合为一个有机整体，不再是零散的、毫不相关的局部。本病这一奇特的表现正是表气不和，致半表半里，乃至里气郁滞，升降出入枢转不利，而病本在表，故治当从表。并且患者有明显的恶寒、身强的表现，进一步佐证病位在表，所以我刻意问诊了起病经过，目的在于确认表证。当我用比较通俗的话告诉患者这是感冒时，患者满脸不信，因为十几年来，从未有医生告诉她这是感冒，医患都依照常理认为，感冒7天一疗程，不可能会存在那么长时间，当然也从未从这个角度治疗，所以也从未得到缓解。然而，观其脉证，有是证用是方。

3. 胃胀打嗝，治在升补

高某，女，58岁。胃胀打嗝，痞满不适，略痛，10多年断续治疗，效果欠佳，观其方药，皆理气和胃降逆类。舌色偏暗红，前中部少苔，根部薄黄腻；脉沉无力，右脉弱于左脉，且右寸按之几无。笔者前四诊也按和胃降逆的常法治，或加暖胃行气，或加活血止痛，效果都不理想。第五诊时，反复考虑脉象，用补中益气汤，黄芪用至40g，加桂枝、乌药、元胡，后3味前几次都曾用过，不算新加。复诊，患者非常欣喜，各种症状都明显缓解，按法续进，渐入坦途。

●**按**：笔者在《医门初窥1》曾讨论过，胃作为水谷之海，六腑之大源，它的首要功能是敷散津气，而不是主通降。《素问·经脉别论》云："饮入于胃，游溢精气，上输于脾，脾气散精，上归于肺。"此是宣散在先。只不过，六腑以通为用，以降为顺，"脾宜升则健，胃宜降则和"，胃主通降的功能特性太深入人心，而和胃降逆也确实临证中治胃胀打嗝最常用的方法，所以用升提法治胃胀打嗝不多见，看起来又与常理相悖。但脉象所示，右脉沉弱，右寸更甚，是气虚于中，不升于上，是知此胃胀打嗝不是失于通降，而是失于正常宣散，故用补中益气汤升散取效。在"失验篇"笔者就收录一例误治，虚胀误于下气，后用补中益气救误。

4. 腹泻，寒热错杂，肝木克土，经、时合方

曾某，男，50岁。2010年2月10日初诊：腹痛、胀气，大便稀溏，病延一年余。近期腹胀痛加重，时见胃脘痞满，西医诊断肠炎，经治月余无效。舌略红，苔薄黄腻，脉弦滑。辨为胃肠湿热，脾气虚寒，寒热错杂，肝木克土。处方：

黄连8g，葛根40g，干姜4g，半夏15g，白头翁10g，槟榔12g，木香15g，木瓜15g，防风15g，薄荷10g，焦三仙各15g，佛手15g，2剂。

二诊：病减大半，原方加苍术15g、白芍20g、甘草10g，2剂愈。

●按：脾胃病证，寒热虚实错杂兼夹者多，时常运用《伤寒论》各泻心汤加减化裁，根据具体情况，常合葛根芩连汤、白头翁汤、理中汤，以及后世金铃子散、痛泻要方等。

5. 重用芍药治腹痛

案一 李某，女，50岁。9月27日初诊：剧烈腹痛，胃略胀，

舌略红，有裂纹，脉沉稍弱。方：

半夏15g，黄连6g，厚朴18g，元胡30g，乌药15g，川楝子15g，白芍40g，甘草8g，太子参15g，茯苓25g，合欢皮20g，防风20g，2剂。

服药后痛止。

10月21日来诊：腹痛复作（原因不明），疼痛剧烈，彻夜不止，舌脉如前。笔者建议住院检查，诊断明确后，再做治疗。患者笃信中药，坚持不入院。方用：

元胡30g，乌药15g，川楝子15g，白芍45g，甘草8g，丹皮12g，茯苓25g，防风18g，柴胡15g，太子参12g，枳实15g，白蔻10g，2剂。

10月29日再诊：述服药1次，即感明显减轻，2剂服完，病证全消，但却出现胸闷不舒的表现，除却疑似感冒外，我认为可能与大量使用芍药有关，正如《伤寒论》云："脉促、胸满者，桂枝去芍药汤……"以此验证，芍药可使胸闷，确乎可能。

案二　杨某，男，8岁。食隔夜蛋糕，腹痛剧烈，面白神差，手脚不温，由父母抱来，舌脉无异常。笔者不敢大意，建议入住儿科，患者执意先服中药。处方：

白芍30g，赤芍15g，川楝子10g，元胡25g，艾叶10g，桂枝10g，甘草5g，乌药10g，1剂。

因症状较重，嘱一日内尽剂，若无缓解，立送医院。患儿翌日复诊，蹦跳进屋，患儿母亲说，昨日下午服药头煎，因苦略有呕吐，但一服之后，腹痛霍然而止，患儿大叫"我强壮了"，遂出屋玩耍。

案三　刘某，女，4岁。吐泻，腹痛甚1天，面白神疲，抱入。处方：

黄芩10g，姜半夏9g，白芍30g，元胡20g，川楝子10g，防风10g，炙甘草3g，1剂。

第2天，患者家长来治病，述服上方1次，所有症状即愈。

6.涌吐口水，治不在脾，在肾

2015年1月，治2例涌吐口水。

其一，男，口水过多，如泉水上涌，吐之不及，病数十年之久，先予温阳化饮等方，如苓桂术甘汤、五苓散、吴茱萸汤等，效果不佳。虑及病久，久病及肾，且肾主唾，此当为唾，而非涎，脾主涎，故从运脾化涎治之无效。又，肾主封藏固摄，肾虚，肾水上泛亦可出现此症，故予大剂熟地、山茱萸等补肾药，合白术等运脾，服之效果立显。忆及约2012年时，曾治一老年妇女，也罹患此症，服温化痰饮无效，当时没想到从肾治，颇感遗憾。

另一例在上例之后，因其尺脉弱，且又有前例为鉴，直接用熟地、山萸补肾，效果显著。可见水饮上泛，不能只从运脾治，要分清是肾水上泛，还是脾湿不化；以口中津液言，要分清是涎还是唾。引申之，凡水津上泛无制者，包括痰饮等，除考虑脾运外，还要留意从肾辨治，着重从尺脉虚实辨，所谓肾为胃关，值得进一步思考。2015年2月16日，第一例患者带家属来诊病，告知，数十年涌吐口水基本痊愈。

六、水肿、淋证、尿频、癃闭、遗尿类证案

笔者在前文谈到中医病名分类时说，中医病名比较混乱，有失规范，这种现象反映了中医学多元化的视角和研究方法，虽并不见得一无是处，但却无疑增加了统一中医病名的难度，这是源于中医学自身学术特色的现象，所以至今也没有得到很好解决。然而从另一角度看，中医学无论从理论还是临床，都没因病名的不统一而退步，特别是就临证治疗而言，病名的规范——特别是以症名病，或许并不是最重要，审证明理才是重点。本篇收录水肿、淋证、尿频、癃闭、遗尿等病证，均属水液代谢类病证，临证治疗上似乎并不是那么绝对的泾渭分明，笔者的体会是，不离化气行水，故并一篇。

1. 癃闭，通腑气以畅水道

某男，63岁。2002年2月22日初诊：尿闭，初始点滴而出，继则点滴不出，小腹胀甚，尿道痛，胀甚则如厕频频，却不见尿液排出，大便干结，异常痛苦。舌红，苔干黄厚，脉迟缓有力。辨为湿热闭阻，气机升降失常。予二妙散合四逆散、导赤散、升降散：

黄柏15g，苍术10g，黄连5g，大黄10g，柴胡10g，枳壳10g，白芍30g，木通10g，蝉蜕10g，僵蚕10g，升麻5g，2剂。

服后缓解明显，二诊之后未再复诊。

●**按**：记得早年在中医院校学习时，老师在课堂上曾讲过一个病案：某人尿闭不出，诸法无效，医用大黄，小便随出。问其理，医云：某不知理（医者自谦），只知常人拉屎时必先拉尿，只管通大便就是。话够通俗的了，疗效摆在那里。所以说，中医之理，不玄不虚，至平至易，寓于寻常生活，唯善体察而已。如果要从理论上讲，笔者以为，大黄通腑气，腑气通，肺气降（肺与大肠相表里）；肺气降，水道调（肺为水之上源，通调水道），故知，要使水液调畅须当气化如常。

2. 癃闭，寒闭水郁

曾某，男，70岁。癃闭20余天。症见尿少，膀胱处胀气，小便欲解难出，久站才点滴而出，夜尿频多而量少，每晚8～9次。舌略红，苔薄黄略腻，脉沉紧、力量中等。

桂枝5g，肉桂3g，苍术12g，升麻12g，茯苓20g，猪苓15g，泽泻20g，乌药8g，小茴5g，太子参12g，杏仁10g，桑白皮10g，黄柏6g，2剂。

2天后，患者来治咳嗽，述服上方，基本痊愈，尿少、腹胀完全消除，小便随时可解，尿量正常，这两晚夜尿1～2次。患者自云，好了八九成，原方续进3剂而愈。

●**按**：脉紧为寒，脉沉为闭，故用五苓散温阳化气行水，用升麻、杏仁调升降，乌药、小茴顺膀胱气化。舌红为热，是水气闭郁化热，用桑白皮清化水道上源，黄柏直泄下焦邪热，与肉桂又寓滋肾通关丸之意。教材上把淋证、尿浊、癃闭作了严格的区分，以有无尿痛为鉴别要点，是笔者学生时代的必考重点，印象很深。实际上，临证中这几类病证在表现上很难截然划分，笔者认为，即使划分开来，意义也不大，因为在治疗上原理互通。笔者的体会是，从气化辨治，可提纲挈领。

3. 淋证类证

案一 邓某，女，77 岁。2013 年 5 月 14 日初诊：尿频急、涩痛，滴漓不尽，小腹胀痛，病延 5 月，医用清热利湿药，久服无效。舌淡红，脉滑。处方：

肉桂 3g，黄柏 10g，女贞子 15g，旱莲草 18g，乌药 12g，枳壳 10g，桔核 15g，柴胡 18g，白芍 18g，甘草 4g，元胡 25g，川楝子 12g，3 剂。

5 月 21 日二诊：服上方 3 剂，病减七八，续进 2 剂善后。后因他病来诊，述服药后即愈。

●**按**：笔者在临证实践中看到，治疗这类病证，很多医生都喜欢用大量清热利尿药，如八正散类，从西药药理看，这些药大都有抗菌消炎作用，这样看来好像中西药理皆通，双重保险，但很多时候却事与愿违，须知辨证论治才是中医治病的灵魂。对于水液类病变，笔者认为，气化则水化，气化则水行，怎样调复气化是关键，所谓湿热下注往往只是一个结果，甚至只是一个表象。

案二 杨某，男，52 岁。2014 年 5 月 4 日初诊：尿频、尿急、尿痛、尿黄，小腹坠胀，舌淡红略胖，苔薄腻，脉沉缓而弱、寸尤甚。病半月，服中西药无效。从湿热下注治。处方：

黄柏12g，肉桂4g，小茴10g，乌药12g，海金沙18g，金钱草15g，瞿麦18g，赤芍10g，枳壳10g，牛膝15g，甘草6g，2剂。

5月6日二诊：上方毫无效验，病证舌脉如前。略作思考，便知初诊对舌脉所示之虚象重视不够，只见症状而未辨舌脉，表面上看是湿热下注无疑，率从湿热下注之惯例治，与病机悖逆，当然无效。二诊辨为气虚下陷。处方：

黄芪40g，党参15g，白术15g，升麻10g，柴胡10g，黄柏8g，肉桂4g，女贞子15g，茯苓20g，乌药10g，2剂。

5月8三诊：服上方病减八九，尿频、尿急、尿痛基本消除，偶尔稍有，新增大便溏而略坠胀。舌质不变，苔略黄薄腻，脉象稍起。原方去女贞子（此药原本就不应用），加葛根45g、苍术10g，2剂。

5月9日四诊：病愈，停药。

●**按:**《灵枢·口问》："凡此十二邪者，皆奇邪之走空窍者也，故邪之所在，皆为不足。故……中气不足，溲便为之变……"中焦气虚，运化不及，升降失枢，水谷津液泌别失常，开合失度，可导致二便异常，除大便的排泄、性状、颜色等病变外，也包括小便淋漓涩痛，尿液黄短，或混浊，或尿血，或蛋白尿，尿频失禁或短少癃闭等，张景岳说："故中气不足则溲便常变，而或为黄赤，或为短涩，多有情欲劳倦，过伤精气而然，昧者概认为火，鲜不误矣。"

案三 唐某，女，49岁。尿频急，有明显尿不尽感，小腹胀甚，病近一月。舌略红，苔根部薄黄腻。前两诊均从湿热下注，予四妙散合通关丸，加海金沙、瞿麦、扁蓄、连翘、小茴、乌药等，无效。三诊时仔细察舌辨脉，舌象如前，热象明显，但细诊其脉，左右尺脉重按滑数，搏指有力，而两寸脉皆沉无力，右寸尤甚。故知此气化不利，乃气陷为本，湿热为标。2014年6月27日予补中益气汤合通关丸，加枳壳、小茴、乌药，略用金钱草清利湿热：

黄芪40g，党参12g，白术15g，升麻10g，柴胡10g，枳壳10g，黄柏8g，肉桂4g，小茴6g，乌药10g，茯苓18g，金钱草15g。

7月3日患者来诊治其他疾病，自述服上方，痊愈。

●**按**：气化须明升降，部位当知上下，脉象关乎寸尺。尺强寸弱，是气虚不升于上，湿热不化在下。

案四 洪某，女，61岁。2016年5月6日初诊：尿频、尿急、尿痛、尿不尽，舌略红，苔薄黄腻，脉重按少力，右寸尤甚。病十余日，患者本为西医医生，输液3天无效，辨气虚湿热下注。处方：

黄芪40g，太子参15g，白术10g，升麻6g，柴胡6g，桔梗10g，枳壳6g，乌药10g，茯苓20g，瞿麦10g，陈皮12g，小茴6g，黄柏6g，2剂。

5月9日复诊：服上方，尿频、尿急、尿痛已愈，仍有轻微不尽感。原方再进2剂，愈。

案五　杨某，男。2017 年 12 月 21 日初诊：小便淋漓不尽，常湿衣裤，尿频，尿量少，尿不畅、有停顿，膀胱处坠胀，病一月余。处方：

桂枝 8g，肉桂 3g，苍术 12g，茯苓 18g，猪苓 15g，泽泻 15g，太子参 15g，白术 15g，防风 10g，杏仁 10g，黄柏 4g，乌药 8g，小茴 4g，3 剂。

12 月 25 日二诊：上方无进退，舌淡红，苔薄，略腻，脉余部沉紧略弦、有力，唯右寸沉弱。方用：

黄芪 40g，太子参 15g，白术 15g，升麻 10g，柴胡 10g，陈皮 15g，茯苓 20g，肉桂 8g，乌药 12g，黄柏 6g，菟丝子 12g，3 剂。

12 月 29 日三诊：症状全消。刻诊见：胃胀，便溏，纳差，脉紧略滑、有力。予半夏泻心汤合平胃散加建曲。

2018 年 1 月 2 日：患者来治受寒后身强头痛，反馈服上方胃胀、便溏等消除，小便如常。

案六　封某，女，51 岁。2018 年 4 月 25 日初诊：小便频数，严重时达 1 小时 10 余次，小腹坠胀，夜尿 7、8 次，每次尿量不大、少而黄、灼热不痛，病月余，输液 1 周无效，转服中药，医者认为尿路感染，予大量清热利尿药消炎，服后症状反而加重，更见气短乏力，萎靡欲倒。舌略红，苔黄腻略厚，脉沉弱、重按几无。处方：

黄芪 40g，太子参 15g，白术 15g，柴胡 10g，升麻 10g，桔梗 10g，陈皮 15g，茯苓 20g，肉桂 3g，黄柏 6g，知母 8g，瞿麦 12g，

乌药 6g，小茴 6g，3 剂。

4 月 27 日二诊：3 剂药只服用 2 剂，因笔者周末休假，患者提前复诊。服上方，小腹已不坠胀，服药当晚未起夜，由于略有感冒，次日晚起夜 1 次，属正常范围，白天小便 4～5 次，尿色不黄，尿量显著增加。舌苔变薄，脉沉缓濡软，较前有力。原方去知母，3 剂。

5 月 4 日三诊：上述症状痊愈，唯见痛泻，苔黄腻，脉沉少力。予痛泻要方合葛根芩连汤加藿香、车前草，调理肠胃。

5 月 11 日，因感冒就诊，诉大小便皆正常。

4. 膏淋

案一 杜某，男，38 岁。2013 年 3 月 19 日初诊：乳糜尿半年，经治有减，但仍有明显症状，尿中有大量乳白色黏液，久置之后，有沉淀及凝块。舌略红，苔薄黄略腻，脉弦软，重按无力。辨为中焦分清泌浊失常，下焦气化失司。处方：

黄柏 12g，肉桂 3g，川牛膝 10g，菟丝子 10g，桑寄生 10g，白术 20g，太子参 10g，茯苓 20g，益智仁 20g，芡实 20g，菖蒲 12g，乌药 10g，女贞子 20g，旱莲 20g，荆芥 10g，白芷 6g，防风 10g，3 剂。

3 月 22 日二诊：因患病日久，症状较重，本未期效，殊料今日复诊，竟言症状完全消除，效果在医患意料之外。余恐为偶中，嘱其原方续进 3 剂，以观后效，若病证就此痊愈则当为上方之功，若故态复萌，则上方不足与论。但组方思路仍值得整理一下：

患者病久，且曾服泻下剂长达4个月之久（方药不详，只知其中有大黄，服后腹泻），故有气虚之可能（有其病史，也只能作为参考，提示有此可能，确诊仍需以舌、脉、症为据），且乳糜尿所下应是水谷精华，是水谷精华不固而下流（当然其中有实虚的不同，实为邪实阻滞，虚为正虚失摄），所以正气虚的可能较大（强调：仍需以舌、脉、症为证），从舌象上看，舌略红，苔薄黄微腻，是湿热郁阻的表现，但脉弦而软，且重按无力，正虚明显，结合舌、症来看，应是正气不足，气化失司，湿热内阻。具体到脏腑，水谷精华不化，精浊不分，当责之中焦脾胃；下流不固，责之肾气失化，故上方既用益脾，又用固肾，且加分清泌浊之菖蒲、乌药（药房无萆薢），正巧近日温习到风药的用法，故加风药。我以为风药在此病中用量虽轻，但效用极大，不可或缺。风药可以升发清阳，而乳糜尿正是正气失司，水谷精华混于浊液，升清阳可以使正气轻扬，升举于浊液之上，所以在清阳不升、混于浊气而下注的病证中，风药不可或缺。

几乎同一时间，恰有一患者复诊。米某，男，22岁，病证是性冲动时，精关不固而有浊液泌出，舌脉已忘。初诊方药如下：

黄柏12g，苍术6g，桑寄生10g，丹皮10g，荆芥10g，防风10g，藿香20g，白术20g，升麻12g，柴胡12g，太子参10g，陈皮12g，茯苓20g，4剂。

此次二诊，言病去八九，方中亦有风药的运用。

杜某追访情况如下：

2013年3月29三诊：患者今日来诊他病，言乳糜尿未复发，一切正常。

4月8日再诊：乳糜尿未复发，一切正常。

此后，杜某不时在我处诊治其他疾病，每次均询问其乳糜尿情况，再无复发，除小便微黄外，完全正常。

案二 陈某，男，66岁。7月24日初诊：膏淋，尿中白色沉淀，混浊，上浮一层油腻，尿臭，病半年。舌淡红，苔腻滑、色黄白。右脉沉迟，寸沉弱，关尺有力；左脉沉迟，较右脉有力，寸较关尺弱。补中益气汤合五苓散化裁，意在补气调水，升清降浊：

黄芪30g，党参10g，白术10g，升麻6g，柴胡6g，陈皮12g，茯苓20g，菖蒲6g，肉桂3g，乌药10g，黄柏6g，猪苓10g，泽泻10g，芡实20g，3剂。

7月27日二诊：服上方，病无进退，舌脉不变。寻思前方或渗利太过，法予补气升清，运脾固中，减少渗利下气药：

黄芪30g，党参10g，白术10g，升麻6g，柴胡6g，陈皮12g，土茯苓20g，肉桂3g，乌药10g，黄柏6g，莲子20g，芡实20g，瞿麦10g，白芷6g，3剂。

7月31日，三诊：服上方，病证减轻大半，尿中只有少量沉淀，仍有臭气，舌脉不变。原方加藿香10g、防风10g，3剂。

8月2日四诊：白色沉淀完全消除，小便略混浊、略臭，原方加竹叶10g，3剂。

追访 2 次，病愈。

●**按**：这类病证，不能单纯地清利，也不可一味地收涩，在明辨寒热虚实的基础上，要注意气化升降出入，合用升清降浊的治法。

案三 祝某，女，63 岁。2018 年 10 月 29 日初诊：尿中沉淀半年余，小便初看无异，略有泡沫，置放一夜，则有大量白色网状、条索状沉淀，及块状凝固物，尿色略黄，屡服清热剂无效，血压 90/50mmHg，睡眠差，每晚仅三小时左右。舌淡胖，质嫩，略暗，脉沉无力。从调复气化治：

黄柏 6g，肉桂 3g，白术 10g，升麻 12g，芡实 20g，莲子 20g，黄连 3g，太子参 15g，浮小麦 30g，茯苓 20g，3 剂。

二诊：效果不著。原方加防风、菖蒲、竹叶，升清阳，3 剂。

三诊：仍然无效，因脉沉弱，改从升补中气治，升清泌浊，予补中益气汤加菖蒲、益智仁、莲子、芡实、防风、乌药，3 剂。

四诊：仍无效。原方加干姜，意欲合治太阴，3 剂。

11 月 12 日五诊：效果仍不著。改从温阳化饮治，方用归一饮合五苓散：

附片 6g，干姜 3g，炙甘草 3g，桂枝 6g，白术 10g，茯苓 20g，猪苓 10g，泽泻 20g，太子参 15g，砂仁 3g，牡蛎 20g，3 剂。

11 月 15 日六诊：用 11 月 12 日方后，网状、条索状沉淀变为豆花样，数量显著减少，舌淡胖嫩，苔润，脉沉迟，较前有力、略紧。原方加乌药 10g，3 剂。

11 月 19 日七诊：血压 90/70 mmHg，尿中豆花样沉渣持续减少，只余极轻微沉淀，睡眠明显改善，每晚六七小时，原方再进3剂。

2018年11月29日复诊：诸症已愈。小便完全澄清。

●**按**：由于此案时间较近，所以还能清晰地回想起，五诊时用五苓散，完全是根据舌脉提示的水饮不化的病机，其实是一个下意识的举动，当时并没有把其中机理想得太仔细。事后总结，五苓散方义不必多说，用于温阳化气，化气行水，但它不只是简单的利尿剂，而是调水方，在气不化水的病机下，水液停聚，小便不利、水肿等，可用以利尿消肿；水津不化，不上承而口干，可用以化水润燥；当然也可以用于气化失常导致的水液清浊不分，化气行水而水津四布，自然清浊晓别。另外，方中用到附片、干姜、炙甘草三药，却不叫四逆汤，而称其"归一饮"，是因为用这三味药，笔者初衷并不是回阳救逆，目的在于调复气化。归一饮出自张东先生《元气神机：先秦中医之道》一书，从方药组成不难看出是由《伤寒论》四逆汤变化而来，方义和理法与四逆汤却有很大不同，详见该书。所以，尽管药物组成形似，但组方思想不同，在灵魂上便有区别，进而在使用该方时，对适应范围的认定、运用指针的确立、临证变化的掌控上，便有不同。

5. 30年夜尿频多

彭某，女，67岁。2016年11月18日初诊：夜尿频多近30年，白天几无症状，但夜尿6～8次，如果晚上吃稀饭，会更多，小腹胀，尿频而少欠畅，并且发现夏天轻、冬天重的规律。自述经治医生皆认为肾虚，服用大量补肾敛涩药如桑螵蛸等，基本无效。舌略红苔薄略黄，反复诊脉，脉略沉紧，重按略数有力。处方：

麻黄 5g，防风 10g，肉桂 3g，黄柏 6g，乌药 10g，小茴 6g，茯苓 30g，苍术 10g，杏仁 10g，知母 10g，3 剂。

11 月 21 日二诊：服上方，自述已好一大半，夜尿减至 2 次，小腹不胀，小便通畅。舌脉不变。原方麻黄加至 10g，去知母，加石膏 15g。嘱其病愈则不需再诊。

11 月 24 日四诊：夜尿维持在 2 次，脉象较前柔和。原方加柴胡 6g，3 剂巩固。

追访情况如下：

12 月 23 日：患者丈夫前来诊病，述患者目前夜尿 1～2 次，患者自觉满意，已停药。

2017 年 5 月 9 日：患者来诊治胃病，述夜尿稳定在 1～2 次。

2017 年 8 月 15 日：患者来诊治上肢麻木，述夜尿 1～2 次。

2018 年 2 月 6 日：患者孙女前来诊病，询问得知患者情况良好。

2018 年 2 月 22 日：患者来诊治上肢麻木，述夜尿 1～2 次。

●**按**：此案辨治眼目在脉象。患者尿频近 30 年，过往皆从肾虚治，久病成医，患者对补肾缩泉的方药已如数家珍，但基本无效。鉴于此，我反复诊脉，其脉象确实沉紧有力且略数，尤其尺脉，绝无半分虚弱之象，沉为在里，紧为有寒，数为化热，很明显是气郁不宣。气闭于内，难以宣发，必然迫津下注，与气虚脉弱不任重按截然相反，故断为实证，凡补益固摄之剂均南辕北辙。从津液辨证角度看，气为津之帅，津液失守，一责之于气虚失摄，二责之于气郁迫津，该案明显属于后者。一旦确立这一大原则，则患者的诸多表现便可释然，如冬重夏轻、昼安夜甚等，冬寒凝涩，入夜气收，阴时气闭，阳时气开，气闭于内，则迫津下走，气开于外，则敷布调陈，故该案治法在于开宣气郁。怎样宣？宣何处？

该案历时久长，又无太多兼症以供辨证，只能从基础理论中探寻治法。

膀胱者，洲都之官，津液藏焉，气化出焉。无论如何，直接病位在膀胱，在没有更多兼症以供辨证的情况下，当以膀胱为中心进行分析，首先考虑的是与膀胱相表里的肾，但此案尺脉不虚，且有20余年补肾无效的前车之鉴，故虽膀胱与肾最为密切，但却要首先排除。此案病在水液失调，以水液为纽带，与膀胱藏津液、出气化关系重大的当属上焦肺。肺为水之上源，通调水道。通调水道是双向的，当水道不通，我们可以提壶提盖以通之；当水道失调，利下无度，亦未尝不可宣肺化气以摄之。该案六脉皆沉紧而有力，当然也包括本该浮取得见的肺脉，《濒湖脉学·五脏平脉》："浮为心肺……肺脉之浮，浮涩而短。"肺脉当浮，不浮而沉是为病，沉为气闭于里，紧为气机收引，明显是气失宣发，故宣肺是主法，麻黄是主药，杏仁辅成宣肃。通调水液，另有一脏不可忽略，即脾脏。脾主运化水液，是贮水之源，若脾失健运，水液停聚，即使肺宣如常，水患亦难以根除，故再合苍术、防风、茯苓，燥湿健脾。防风既可升脾阳，又可散肝气，还可通表气，轻举升提之力贯彻表里。此外，合用滋肾通关丸，目的当然不在滋肾，而在复下焦气化，使膀胱开合有度。乌药、小茴香顺膀胱之气，是治标之法。

后来我在总结该案时，突然想到，虽然此法不见于《伤寒论》，但实源于《伤寒论》。该案中，我反复强调是气闭于内，迫津下行，若津液渗于膀胱则为尿频，若津液注于大肠则为泄泻，若津液流于冲任则为带下，故治此类病，无不以理气开郁、升清降浊为法，如完带之用荆芥，痛泻要方之用防风。但同时必须得看是何处闭郁，又陷于何处，若源于太阳之表气闭郁，而气陷于大肠，则以麻桂开之，如葛根汤用于太阳阳明合病之下利；若只闭于阳明胃肠，则以葛根为主升提之，如葛根芩连汤等；若有少阳枢机不利，气机闭于表里之间，则又当以柴胡、黄芩枢转之，如大柴胡汤等。三阳病，多实证，正气无虚，很大程度是讲气机闭郁及其兼夹的论治，值得深究。

6. 遗尿，三焦气化同调

石某，男，8 岁。2017 年 3 月 17 日初诊：遗尿，每晚被尿胀醒，六七年来几乎夜夜如此，有时没胀醒，但早上起来裤里必有遗尿，几乎天天如此，晚上不喝水要好一些，饮水则更剧。脉不弱。此为津液运化失常。处方：

桂枝 6g，白术 10g，茯苓 20g，防风 10g，黄柏 6g，乌药 10g，

麻黄 5g，桑寄生 15g，杏仁 10g，牡蛎 20g，菟丝子 10g，3 剂。

3 月 23 日复诊：服上方，晚上未再胀醒，也无遗尿。

●按：此患儿数年来服补肾涩尿药甚多，但效验不大。笔者当时的思路是，患儿被尿胀醒的时候多，证明是膀胱充盈后激发尿意，是有排尿意识的，属气不化水而尿液过多，与无意识而遗者有所不同，后者很可能主要在于肾气固摄无力，闭合不住，而前者更偏向气不化水。从脉象看，脉不弱，也足证并非完全属虚，乃从调复气化入手，仍按上、中、下治，宣肺调上源，健中调转运，补肾固下元。

7. 遗尿，气化不限上中下

案二，肖某，女，49 岁。2017 年 4 月 1 日初诊：遗尿，咳嗽则遗，甚至说话大声一点就有尿液渗出，晚上夜尿 4～6 次，病有 1 年多。右胁胀痛，口苦五六年，肛门坠胀后重，大便不畅。舌淡红，苔薄腻微黄，右脉沉软少力，左脉弦细略弱。辨为少阳枢机不利，膀胱气化失司。处方：

柴胡 12g，黄芩 10g，半夏 9g，太子参 15g，桂枝 6g，白术 10g，茯苓 30g，肉桂 6g，桑寄生 30g，菟丝子 10g，牡蛎 20g，厚朴 12g，乌药 10g，3 剂。

一诊见效，后在上方加防风、麻黄，共服 12 剂，基本不再遗尿，夜尿减至 1～2 次，右胁胀痛、口苦、肛门坠胀后重等症完全消除。

●**按：**调复气化，也未必一定按上、中、下的既定方式，笔者在《医门初窥1》中提到，《素问·经脉别论》所谓"饮入于胃……水津四布，五精并行……"也只是言津液运行之大概，肺、脾、肾在水液代谢中固然重要，但不可能赅尽所有，临证当遵仲景"观其脉证，知犯何逆，随证治之"。此案有少阳枢机不利的见证，症状表现和脉象都有所反映，故考虑使用小柴胡汤，但少阳枢机不利并非必见小便不利，故同时合参膀胱气化不利。

8. 水肿，不止在水，关乎血脉

何某，女，39 岁。2012 年 9 月 3 日初诊：双下肢水肿数年，在别处服药反重，不详。舌淡略胖质嫩，色偏暗，苔白腻，脉沉缓。处方：

桂枝 12g，白术 20g，茯苓 20g，猪苓 10g，泽泻 20g，独活 30g，苡仁 30g，蜈蚣 1 条，地龙 20g，木瓜 20g，桑白皮 10g，麻黄 6g，杏仁 10g，太子参 20g，2 剂。

9 月 5 日二诊：述上方仅服一次，不到 1 小时，即感小腿微痒，眼看着水肿明显消退，患者非常高兴，当下即欲电话告知我，但患者丈夫不信中药能见效如此之快，说看看情况后再定，2 剂服完，水肿基本消除。

上方续进 2 剂善后，因其白带多，略痒，加苍术 12g、地肤子 20g、白鲜皮 20g。

9 月 10 日三诊：水肿消，未反复，白带减轻，不痒，仍有。

上方去木瓜、独活、麻黄、杏仁、蜈蚣、桑白皮，加白芷、白果、牡蛎，2剂。

●按：《金匮要略·水气病脉证并治》云："血不利则为水。"特别是病程较长的水液潴留，要充分考虑血脉不畅这一因素。《景岳全书》："水即身中气血。"不论治血还是治水，关键处均在调复气化。《温病条辨·治血论》："人之血，即天地之水也，在卦为坎（坎为血卦）。治水者不求之水之所以治，而但曰治水，吾未见其能治也。盖善治水者，不治水而治气……善治血者，不求之有形之血，而求之无形之气……治水与血之法，间亦有用通者，开支河也；有用塞者，崇堤防也……"治水要治气，气化则水化，气行则水行，在上宣肃肺气，在中健运脾胃，在下蒸腾肾气，而水血之间，要注意通利血脉，这是本案加蜈蚣的原因。

9. 下肢水肿，经、时合方

刘某，女，74岁。2017年11月22日前来诊治感冒，述5月底曾来治疗下肢水肿，数月不愈，经输白蛋白等西医治疗无效，服中药1剂即消，至今未复发。查5月31日处方如下：

桂枝12g，苍术15g，茯苓20g，猪苓18g，泽泻15g，苡仁30g，独活15g，太子参18g，槟榔10g，木瓜18g，川牛膝15g，泽兰20g。

●按：五苓散合鸡鸣散化裁治下肢水肿疗效可靠。津血同源，水血互病，故加通利血脉药，其中泽兰，《本经》曰："主大腹水肿，身面四肢浮肿，骨节中水，金疮，痈肿疮脓。"《雷公炮炙论》云："能破血，通久积。"可见其活血化瘀，行水消肿，两擅其功。

10. 阴虚水肿，养阴利水两不误

刘某，女，72岁。2017年8月31日初诊：这是一位老患者，故知素体气阴不足，长期舌光红无苔。此次来诊，下肢水肿反复数月，在外服中药不减，反发皮疹，舌光略红，无苔，略干，脉沉弱。仿猪苓汤合滋肾通关丸：

茯苓20g，猪苓10g，泽泻20g，滑石20g，苡仁30g，黄柏6g，肉桂3g，知母10g，生地10g，地龙10g，3剂。（药房无阿胶）

9月6日二诊：水肿消大半，原方加车前子10g、赤芍10g，再进3剂善后。

9月21日，患者来治眼疾，述服上方2剂，病痊愈，尚余1剂未服。

●**按**：临证实践中，病机单纯的病证少，寒热错杂、虚实互见、痰瘀水郁兼夹者多，病机复杂多变，《伤寒论》处理上述问题的手段值得后世师法，很多治法、方剂都是寒热并用，攻补兼施，能做到并行不悖，互不掣肘，比如阳虚热痞的附子泻心汤、上热下寒的乌梅丸，以及本案所用的猪苓汤，育阴利水两不误。

七、头面诸证案

人体十二经脉中，手三阳经脉从手走向头部，足三阳经脉从头走向足部，手足阳经交汇于头部，故说头为"诸阳之会"。正因如此，人体司职视、听、味、嗅、触等精细感觉的官窍都集中在头面，乃因阳热鼓荡，才神机灵敏。故头面诸证，一病正气虚而失养，其中又有阴阳气血之别；一病邪气扰而失灵，而邪气有内外之分，外有六淫，风、寒、暑、湿、燥、火都会上扰头面，内有痰湿瘀郁，阻塞气机，蒙蔽清窍，临证中，多见两者合病，所以，头面病证如头痛、眩晕等，要注意正邪兼顾，升清降浊。

1. 眩晕

褚某，男，48岁。2007年2月5日初诊：眩晕，头昏眼花，沉重胀痛，欲呕，自觉胃中有气上冲，曾因此昏倒一次，静脉输甘露醇等数日不效，须扶墙才能站立移步。舌淡红，质稍嫩；脉沉软、迟，重按无力。结合平时操劳过度，饮食不善，辨为气虚痰湿，肝风夹痰上扰，治以健脾化湿祛痰，平肝降逆。处方：

白术15g，苍术12g，半夏15g，陈皮15g，茯苓30g，泽泻20g，天麻30g^{先煎}，石决明20g^{先煎}，旋覆花12g，桂枝15g，川芎10g，白芍15g，炙甘草10g，党参5g，生姜3片，1剂。

2月6日二诊：头昏眩大减，不需扶墙也可行走，但仍有昏胀之感，胃中仍不适，偶有冲气上逆。舌较昨日略红，苔腻略黄，较昨日略厚，腻而多津；脉浮弦缓，重按软缓，无力。从脉象分析：轻按浮弦，浮主气机上越，弦主肝风，缓主湿，病机仍为脾虚肝逆，痰湿上泛。处方：

苍术 15g，半夏 15g，陈皮 15g，茯苓 30g，泽泻 20g，川芎 10g，白芍 15g，竹茹 10g，钩藤 15g，天麻 20g^{先煎}，代赭石 15g^{先煎}，刺蒺藜 20g，白蔻 12g，生姜 3 片，1 剂。

2月7日三诊：诸症续减，已无胃气上冲，头时有昏胀，沉重如裹，舌略红，苔白腻略厚，脉沉软缓、无力。原方加化湿通窍之品。

苍术 15g，半夏 15g，陈皮 15g，茯苓 30g，白术 12g，羌活 10g，白蔻 12g，豆豉 10g，郁金 12g，菖蒲 15g，远志 10g，泽泻 20g，天麻 20g^{先煎}，藿香 15g，莱菔子 20g，1 剂。

2月8日四诊：诸症续减，胃中已无不适，唯抬头或转头时略感昏胀，舌略红质略嫩，苔薄微腻微黄，脉沉略带弦意、缓，重按软无力。

黄芪 12g，苍术 15g，半夏 15g，陈皮 15g，茯苓 30g，泽泻 20g，苡仁 20g，天麻 20g^{先煎}，钩藤 15g，菖蒲 15g，丹参 20g，羌活 10g，蔓荆子 10g，瓜壳 15g，1 剂。

2月9日五诊：续减，头不再昏胀沉重，抬头或转头昏眩感大减，想是黄芪、羌活、蔓荆子等使清阳得升之故。舌略红，质略嫩，苔薄腻略黄；脉轻按即得，略弦（浮取得弦，恐肝风尚未完平息），缓中带滑意（此滑，主阳气升发），重按脉来滑，略数（阳气从沉位升动，且从缓脉所主的痰湿中升动，阴阳俱足，所以此处的脉滑乃痰湿中阳气勃发之象，发而不畅，内郁则数），再重按，则明显无力。综合脉象，可以得知，经上方黄芪、羌活、蔓荆子升发阳气，症情明显减轻，清阳得升，脉浮可证，而脉象滑数，又恐化热，且脉浮弦，肝风未静，过度升发恐引动肝风，故去黄芪，仍保留羌活、蔓荆子升脾之清气。

苍术15g，瓜壳20g，茯苓30g，半夏15g，陈皮15g，苡仁20g，泽泻20g，天麻20g^{先煎}，钩藤15g，丹参20g，蔓荆子10g，羌活10g，桑叶10g，3剂。带药回家。

●按：患者是笔者亲戚，诊治方便，故能每诊一剂，随时观察病情变化，并做详尽记录。带药回乡后，电话追访，痊愈。中医治眩晕，很多时候疗效之速，不在西药之下。2012年6月12日，治一妇，头晕2月余，在神经内科服西药，不退反进，至卧床难起，时伴呕吐，舌略红，苔微黄腻，脉弦滑。予天麻钩藤饮加减（药已不详），似有半夏、枳实、胆南星、蜈蚣、泽泻、丹皮、刺蒺藜等，予2剂。二诊来诉，上方仅服两次即能自行起床，2剂服完病愈七八。可见方药对证，见效之速不输西药，只是此例病机相对单一，前例在虚实升降上更复杂多变一些。

再如下案：

褚某（前案患者亲戚），女，50岁。眩晕1年余，头昏胀痛，时感肢体麻木，口苦、眼花，有高血压病史。舌红苔薄白腻，脉弦滑略数、略紧、有力。辨为肝阴虚，阴不制阳，肝阳夹痰上亢。方用：

钩藤 20g，桑叶 15g，菊花 15g，石决明 25g，法夏 15g，陈皮 15g，茯苓 20g，竹茹 12g，车前子 15g，胆南星 10g，丹参 30g，女贞子 25g，白芍 20g，天麻 20g。

患者很快反馈，仅服 1 次，半小时后即觉明显好转；服完 1 剂，病减大半。二诊时，脉象已转柔和，加川牛膝、丹皮、枳实，续服。

2. 颠顶疼痛

曹某，女，36 岁。2009 年 6 月 1 日初诊：头痛 10 余年，中西药无效，每日须服止痛西药，中药则服遍蜈蚣、全蝎等。刻诊见：头痛，头胀，晕眩，时而颠顶痛，时而痛不知处，痛甚时欲呕，或呕吐胃内物，或呕吐清水等；目珠胀，身时恶寒，身强，腹胀，口苦；舌淡红苔薄腻，自述晨起舌苔黄腻较厚；脉缓软少力。辨为肝胃浊阴上逆，肝阳上亢，兼外感。方用四逆散合半夏白术天麻汤、吴茱萸汤：

柴胡 15g，枳实 12g，半夏 15g，天麻 25g，石决明 25g，夏枯草 15g，吴茱萸 5g，川芎 15g，郁金 15g，藁本 12g，桑叶 15g，泽泻 18g，2 剂。

6 月 3 日二诊：痛减大半，已不服止痛药，且感头目清爽，腰痛，舌淡红苔薄腻，脉沉缓少力。方用吴茱萸汤合五苓散：

吴茱萸6g，半夏15g，桂枝12g，苍术12g，白术15g，茯苓15g，泽泻18g，猪苓15g，藁本12g，白芷12g，川芎12g，杜仲15g，川断15g，2剂，愈。

此后，患者常在我处诊治，头痛虽因感冒、郁怒等原因略有反复，但程度很轻，服药即减，未再服止痛药。

●**体会**：一诊虽然见效甚捷，但辨证不纯，方药混杂，瞻前顾后抓不住重点。所谓抓主症，主症是主干，兼症是枝叶，主症既除，兼症自消，可能只予吴茱萸汤也能收效。

3. 头昏，阴虚兼清阳不升

周某，女，47岁。2010年11月26日初诊：头昏眼花，欲呕，双眼干涩刺痒，舌红苔薄黄，脉沉无力。辨为肝气阴两虚，阴虚为主，同时兼脾气虚，清阳不升，并有风邪上扰。处方：

黄芪15g，党参15g，升麻10g，柴胡10g，女贞子20g，旱莲15g，刺蒺藜30g，枣仁20g，桑叶15g，菊花15g，薄荷15g，2剂。

二诊：症状基本消除，原方2剂巩固。

●**按**：此案值得注意的地方是，用黄芪、党参时，笔者斟酌良久，最终认为，肝阴虚不养眼窍无可疑虑，但脉沉无力明显，乃中气不足，故予参芪合二至丸，亦有补气，鼓舞阴血上承之意，依据在脉，若脉细而数疾，或沉而有力，则当慎之。辨治思路仍是《医门初窥1》的主张：守一，法阴阳，参变升降。"一"是一元生生之气，动则分阴阳，阴阳有升降出入之变。

4. 补中益气合平肝降逆治头耳轰鸣

文某，女，59 岁。2017 年 8 月 18 日初诊：头耳轰鸣如雷，头脑胀痛，听力下降，心烦意乱，耳旁肌肉僵死、麻木无知觉，在五官科住院半月余，无效。右脉沉弱无力，右寸甚弱，左脉浮滑有力，左寸甚强。予下方，意在枢转少阳，收敛神气：

柴胡 12g，黄芩 10g，半夏 9g，枳实 12g，菖蒲 6g，茯苓 20g，龙骨 20g，牡蛎 20g，磁石 15g，山茱萸 20g，女贞子 20g，旱莲 20g，3 剂。

8 月 22 日二诊：效果不显。原方加桂枝 6g、白芍 10g，3 剂。

8 月 25 日三诊：效果仍不显。去桂枝、白芍，加太子参 15g，3 剂。

9 月 1 日四诊：因前方无效，仔细分析脉象，右弱左强，且以寸脉尤甚，是脾虚不升，肝阳上亢，寸脉恰是气机升降最易于把握之处，失于升举，寸脉弱；失于潜降，寸脉强。予下方：

黄芪 30g，太子参 15g，白术 10g，升麻 6g，柴胡 6g，当归 10g，陈皮 6g，桔梗 10g，茯苓 20g，龙骨 20g，牡蛎 20g，山茱萸 20g，3 剂。

9 月 7 日五诊：头耳轰鸣似有略减，耳旁肌肉麻木僵死有比较明显的减轻。处方：

黄芪 30g，太子参 15g，白术 10g，升麻 6g，柴胡 6g，当归

10g，陈皮 6g，茯苓 20g，龙骨 20g，牡蛎 20g，山茱萸 20g，五味子 6g，钩藤 20g，4 剂。

9 月 14 日六诊：头耳轰鸣续减，比上次明显一些，耳旁肌肉麻木僵死进一步减轻。处方：

黄芪 30g，太子参 15g，白术 10g，升麻 6g，柴胡 6g，当归10g，陈皮 6g，茯苓 20g，龙骨 20g，牡蛎 20g，山茱萸 20g，五味子 6g，钩藤 20g，白芍 10g，3 剂。

9 月 22 日七诊：症状明显减轻，耳旁肌肉麻木僵死基本消除，舌脉不变。处方：

黄芪 30g，太子参 15g，白术 10g，升麻 6g，柴胡 6g，当归10g，砂仁 3g，茯苓 20g，龙骨 20g，牡蛎 20g，山茱萸 20g，五味子 6g，钩藤 20g，防风 10g，4 剂。

9 月 26 日八诊：患者述服上方，症状突然有质的改善，耳旁肌肉麻木僵死完全消除，头面轰鸣减轻大半。处方：

黄芪 30g，太子参 15g，白术 10g，升麻 6g，柴胡 6g，当归10g，茯苓 20g，龙骨 20g，牡蛎 20g，山茱萸 20g，川芎 6g，防风10g，4 剂。

10 月 10 日九诊：患者述，症状已十减七八，偶尔有轻微轰鸣，已可忽略不计，但脉象仍右弱左强。原方加天麻 20g，3 剂善后。

追访数次，病愈。

●**按**：此案从第四诊变换治法后才开始取效，完全是因为以脉为据，右脉沉弱无力，寸弱甚，右脉肺脾所主，是气陷于下而不上达；左脉浮滑有力，寸强甚，左脉心肝所主，是心肝火旺于上而不下潜。类似此案两个升降相反的病机同时存在的病证，临床并不鲜见，补中益气和平肝降逆同时使用，辨治关键在脉。

5. 尿后晕厥，气随津脱

雷某，男，80岁。2017年9月29日初诊：尿后乏力气脱，甚则昏倒，反复10余年，断续发作。此次发作加重半月余，频繁昏倒，住院诊断不明，治疗无效。舌淡红苔薄，脉沉弱无力。辨为气陷。处方：

黄芪30g，太子参15g，白术10g，升麻6g，柴胡6g，陈皮12g，桔梗10g，肉桂3g，黄柏6g，防风10g，茯苓20g，5剂。

10月9日二诊：服上方，精神大好，上述症状没有再发作。原方加杜仲，7剂善后。

后听相识患者说，未复发。

●按：尿后晕厥，考虑气随津脱，脉象亦得证实，故用补中益气汤升举大气而愈，合肉桂、黄柏意在调下焦水火，二诊加杜仲，固涩下元。

6. 面色如醉2例

例一　童某，男，66岁。2017年10月11日初诊：整个脸面发红，如饮酒状，有散在皮疹，偶尔微痒，病10余年，经西医专家诊断不明，诊治无效，而经治中医则皆认为血热，所服中药均为清热解毒之品。舌淡白略胖，苔薄腻，脉沉弱无力。《伤寒论》："面色反有热色，以其不得小汗出而愈。"处方：

麻黄5g，桂枝6g，赤芍10g，荆芥10g，防风10，太子参15g，白术10g，升麻12g，刺蒺藜30g，茯苓20g，香附10g，连翘10g，杏仁10g，3剂。

10月13日二诊：服上药，脸面仍发红，但患者自我感觉良好，觉得发作时，脸面部没有以前那种膨胀、麻木感，痒减轻，发红似减。脉已不沉弱，左脉浮取即得，明显较前有力，并略数；右脉较左脉略沉，也明显较前有力，并略数。原方去桂枝，恐其躁动血热，另加生地10g、紫草12g，3剂。

患者后来未再复诊，于11月27日来治咳嗽，见其面色如常，述服上方，面色发红已愈，不痒，欣喜溢于言表。

例二　男，5岁。发病前一天早上，不明原因呕吐，先吐白色清水，后吐绿汁；晚上睡时发现下巴红疹，今早则见整个脸面及脖子发红发烫，略痒，因在外地，传回照片，从照片上看，整个脸色酡红如醉酒，胃肠则未见症状。舌略胖质嫩，苔润。处方：

麻黄8g，桂枝8g，杏仁10g，赤芍8g，连翘15g，升麻6g，白芷6g，豆鼓8g，茯苓20g，生姜4片，1剂。

第二天，病减大半，续进1剂巩固，第3天基本痊愈。

●按：《伤寒论》第23条："太阳病，得之八九日……面色反有热色者，未欲解也，以其不能得小汗出，身必痒，宜桂枝麻黄各半汤。"按证投方。

7. 三叉神经痛，火郁发之

邹某，女，34 岁。2018 年 5 月 28 日初诊：由牙龈痛引发面颊两侧剧痛，痛处灼热，疼痛致面部偶尔抽动，西医诊断为三叉神经痛，经治半月不减。舌质略红，脉略滑有力。郁热不宣，遵火郁发之。处方：

黄连 3g，胡黄连 3g，白芷 6g，荆芥 10g，蜈蚣 1 条，赤芍 10g，丝瓜络 10g，竹叶 10g，升麻 12g，玄参 10g，刺蒺藜 30g，3 剂。

6 月 7 日患者来调治其他疾病，述上方服完即愈。

●**按**：这是一例见效较快的神经痛，类似病证笔者治过不少，属于比较顽固的疾病，并不是每次都是这样快捷。

八、眼、耳、喉、舌官窍类病证案

官窍是五官和九窍的统称，五官指耳、目、口、鼻、舌，九窍指头面七窍：眼、耳、鼻（各二）、口，加上前后二阴，分别由五脏所主，中医经典早有论及。《灵枢·五阅五使》："黄帝曰：愿闻五官？岐伯曰：鼻者，肺之官也；目者，肝之官也；口唇者，脾之官也；舌者，心之官也；耳者，肾之官也。黄帝曰：以官何候？岐伯曰：以候五脏：故肺病者，喘息、鼻张；肝病者，眦青；脾病者，唇黄；心病者，舌卷短、颧赤；肾病者，颧与颜黑。"《灵枢·脉度》："心气通于舌，心和则舌能知五味矣。""肺气通于鼻，肺和则鼻能知臭香矣。""脾气通于口，脾和则口能知五谷矣。""肝气通于目，肝和则目能辨五色矣。""肾气通于耳，肾和则耳能闻五音矣。"《素问·金匮真言论》又云："肾……开窍于二阴。"

人体官窍具有以下特点：

①是沟通人体内外的孔窍，是人体内外物质交换的门户，如呼吸、排泄等，也是外界信息进入人体的通道，如耳闻、目睹、鼻嗅、舌触，色、声、香、味。

②受神志意识支配，故能知五味、辨五色、知五谷、闻五音。

③也是外邪、不良刺激侵入之处，譬如感受吸触六淫外邪，多从口、鼻、皮肤毛孔等孔窍进入。

④官窍由五脏所主，分由相应的五脏精气充养，脏、腑、形体、官窍，枝叶连根，这是藏象学的认识，但在临证实践中，却不可刻舟求剑。笔者的体会是，官窍类病证，在"观其脉证，知犯何逆，随证治之"的前提下，可以着重考虑结合脏腑辨证中五脏开窍的相关理论，但不能死搬硬套，谓眼病必求诸于肝、耳病必责之于肾等。

1. 小柴胡汤加味治耳痛

张某，男，12 岁。2002 年 7 月 20 日初诊：耳痛，始则单侧，渐至两耳皆痛，并有逐渐加重之势，伴头昏脑胀而痛剧，发热，微恶寒，体温 37.8℃，舌尖红，苔薄微黄，脉浮数。处方：

柴胡 15g，黄芩 12g，赤芍 18g，甘草 8g，防风 12g，白芷 12g，葛根 15g，僵蚕 12g，蝉蜕 12g，枳壳 12g，夏枯草 15g，连翘 15g。

1 剂显效，2 剂愈。

●**按**：查笔记，彼时从脏腑经络辨治，外感风热，郁于肝胆，以小柴胡汤加祛风药，外散风邪，内解郁热。再次疏理该案，认为从六经辨证看亦可，"少阳中风，两耳无所闻。"以小柴胡汤枢转表里之间，病位趋表，则加解表药助气机外达。在《医门初窥1》"'守一，法阴阳，参变升降'下的辨治心法"一篇里，笔者曾表达过这样的看法，辨证就是认识、分析、处理信息的过程，不同的辨证法就是不同的处理法则，如八纲辨证、六经辨证、脏腑经络辨证、三焦卫气营血辨证等，都是在各自的理论规范内，综合分析症状、体征、舌象、脉象等，因此，不同的视角，不同的辨证方法，会有不同的病机描述，但是疾病本体唯一，纵然文字表述各有不同，若辨证准确，最终方药指向一致。

10 余年前我从脏腑经络读《伤寒》、用经方，现在习从气化升降出入看。

2. 耳聋，转运枢机，须知有二

曹某，女，52岁。2017年3月7日初诊：耳聋，伴耳鸣、头昏涨，半月余，脉沉偏弱。处方：

柴胡12g，黄芩10g，太子参15g，法半夏9g，菖蒲12g，蔓荆子10g，薄荷6g，白术10g，郁金10g，荷叶10g，茯苓20g，川芎6g，3剂。

3月10复诊：十愈七八，续进一次，愈。

●**按**：肾开窍于耳，但耳聋未必皆从肾治。《伤寒论》："少阳中风，两耳无所闻。"治从少阳，运枢机，通耳窍，但脉沉偏弱，故加白术升举中气，也有治枢机的意味。小柴胡治在半表半里，枢转表里，是从六经气化升降出入枢看；从五行升降出入枢看，土为枢轴，转动四维，白术健运中焦，升发己土，正如黄元御所说："转其升降之轴，自复清浊之位也。"

3. 耳聋，湿浊闭窍，治宜升清降浊

张某，男，36岁。耳聋，听力下降，自觉耳道堵塞，有物蒙蔽，吞咽及鼓气后略减，舌淡红，苔薄腻，脉缓，沉按略滑。2010年9月10日初诊，从湿热蒙窍，气机失宣论治，予二陈汤、温胆汤等治理气化湿，不效。乃从气机升降出入着手，认为浊阴不降，清阳不升。处方：

白术25g，茯苓30g，半夏20g，枳实15g，菖蒲15g，磁石20g，泽泻15g，槟榔12g，郁金15g，天麻25g，紫菀15g，川芎

12g，升麻 5g，柴胡 5g，薄荷 5g，2 剂。

服后诸症减轻逾半，续进渐愈。

●**按**：升清降浊，要注意降浊药宜重，非重不沉，量小力有不及，难达病所；升清药宜轻，非轻不举，量大恐窜动浊阴上泛。但要注意，降浊勿使气陷，升清勿使气逆。升清阳在卫气分用力，降浊药在营阴处见功，并不是随便升降，要注意药入部位。其中，脾升胃降是为中枢，须保证正常运转。这是 2010 年所做笔记。曾读到刘渡舟教授一则医案，治噫气频作而心下痞闷，前医予旋覆代赭石汤，用代赭石 30g，无效。刘老视方辨证无误，乃将生姜剂量增至 15g，代赭石则减至 6g，再服 3 剂，而病大减。先生曰：代赭石能镇肝逆，使气下降，但用至 30g 则直驱下焦，反掣生姜、半夏之肘，而于中焦之痞则无功，故减其剂量则获效。读后体会颇深，于是修正之前的认识，降浊药也未必非重用不可，得看需要它发挥作用的部位在哪里。笔者后来治肝阳上亢之眩晕、头痛、呕逆等，如需石决明之类的潜镇，采用重药轻投的方式，不再总是在剂量上重用，以防直趋下焦，药过病所。

4. 目睛疼痛：伏其所苦，顺其所欲

陶某，男，42 岁。2011 年 10 月 31 日初诊：头痛剧烈，牵及双目胀痛，目睛转侧不利，视物须上翻，自觉热气上冲于脑，口苦，2 个月来须每日服止痛西药方可，但效果渐差。舌红，苔黄腻厚，脉弦滑数。辨为肝胆火盛，肝风内动，夹痰热上冲。处方：

天麻35g，钩藤30g，刺蒺藜40g，黄芩12g，半夏30g，夏枯草20g，茯苓20g，泽泻20g，蔓荆子15g，枳实12g，葛根30g，白芷15g，丹皮15g，蜈蚣2条，全蝎8g，石决明25g，竹茹12g，川牛膝18g，2剂。

二诊：服上药，病证大减，舌苔变薄，脉见缓和。上方加桑叶30g、菊花20g、胆南星15g、川芎15g，2剂。

三诊：头痛眼胀等症状基本消除，唯口苦，舌苔薄黄腻。上方去蜈蚣、全蝎、川芎，加青蒿20g、藿香30g、佩兰30g、僵蚕15g、郁金15g，2剂，清化湿热善后。追访，病愈。

●**按：** 此案从舌、脉、证诊断为肝火炽盛，肝阳上亢，在清肝泻火、平肝潜阳的治法中始终用了蔓荆子、白芷、葛根等升清药，而非一味潜镇，一是以全升清降浊之用，二是顺遂肝气升发之性，这是从张锡纯镇肝息风汤中习得，张氏云："肝为刚脏，性喜条达而恶抑郁，过用重镇之品，势必影响其条达之性，故又以茵陈、川楝子、生麦芽清泄肝热，疏肝理气，以遂其性。"《内经》有五脏苦欲补泻的理论，是根据五脏的生理特性来指导处方用药，《素问·脏气法时论》："肝苦急，急食甘以缓之……肝欲散，急食辛以散之，用辛补之，酸泻之。"何谓苦欲补泻？《医宗必读·苦欲补泻论》曰："夫五脏者，违其性则苦，遂其性则欲。本脏所恶，即名为泻；本脏所欲，即名为补。"是知，攻补视乎脏腑苦欲，不曾离于脏腑天性，又岂能泥于通泄与滋益？李中梓云："夫五脏之苦欲补泻，乃用药第一义也，不明乎此，不足以言医……"

5. 暴盲：三阳表证合并肝阳上亢，六经辨证合参脏腑辨证

隆某，女，66岁。多年高血压、糖尿病史。某日弯腰拾物，突然失明，右眼完全无光感，嘱其先到眼科做相关检查，但眼科未明所以，又回我处。察舌正，脉弦浮滑有力。兼症有项背强痛，眉棱骨疼痛，头痛微恶寒，两胁胀，口苦。辨为三阳表证合病，兼肝热上亢。"有是证用是方"，予小柴胡汤合桂枝汤，加葛根、白芷、藁本、天麻、菊花、钩藤、桃仁、丹皮、赤芍，以此为基础方，加减使用近一月，失明痊愈。

后来，再一次失明，治疗起来就较第一次棘手得多，治到模糊可视的程度，进展就更见缓慢，估计糖尿病造成微血管系统的器质性损伤，恐难复原。

●按：整体观是中医学的特色，也是优势和利器，须贯彻到各个方面，但在临证中，特别是面对病位局限、症状单一的专科病，往往容易专注于专科特点，导致只看到局部而忘记整体。中医学上，妇科、儿科、皮肤科、五官科等专科，各有特点，但无不以内科为基础。以中医眼科为例，陈达夫老先生在《中医眼科六经法要》中指出："学者不从中医古典著作中去发掘，只在一般眼科书上下功夫，而不知许多眼症的基本原理是内科病，这就是舍本逐末了。""能熟内科，再循序以究眼科，则势如破竹。"陈老重视六经辨证，他认为："治疗眼科疾病，不越四诊，不离六经。"比如他在《太阳目病举要》篇中说："眼突然发病，要作暴发为表的看法。"在《少阳目病举要》篇中说："风寒久留，郁而不去，失其枢转职

责，则为表实，治法均以小柴胡汤和解，随症加减……"陈老辨六经重在气化："六经的三阴三阳……对这种经络难以看出它的形态，它是属于一种周流往复的气机……教人们要从气字上去认识。"但又绝非泥于六经："有时认轮廓，有时认六经，时而荟萃来看，时而分别来看，时而又从全身病情来看，在临证时才能决定取舍。一切眼病，都应作如是观。"这种认识又非理论圆通、胸怀旷达者不可，便不只是在说眼科和六经辨证，而是教后学者一种治学态度。笔者以为，对待任何病证均应如是。

回到本案，本案主用小柴胡汤合桂枝加葛根汤，是因从脉证看，确乎存在少阳枢机不利和太阳、阳明表气不疏的气化失常，部位在三阳表位，这是从六经辨证看。由于三阳表证合病，既失枢转，又失开化，气化内郁，郁热内迫，致肝热上亢，肝开窍于目，则又是合参脏腑辨证，法当合用平肝潜阳。

6. 视物失衡：肝风内动，痰瘀互结

邓某，女，74岁。2018年4月28日初诊：视物失衡、复视，长达六七年。患者常因感冒、受热、情绪不好等引发鼻腔干燥，自觉通气过度，最难忍受的是眼睛疼痛剧烈，以致双眼视物复视、双影、不均衡，两眼所见事物，一高一低，常因此跌倒摔跤，服西药止痛药，效果不佳，并伴头脑昏蒙，病有六七年，频繁发作，用患者的话说，一个月有20多天犯病，痛苦异常。舌略暗，苔黄腻，脉沉略弦紧、有力。辨为：痰热瘀阻，枢机不利，肝风内动。

处方：

柴胡 12g，黄芩 10g，太子参 12g，苍耳 6g，辛夷 6g，白芷 10g，蔓荆子 12g，赤芍 12g，木瓜 12g，蜈蚣 1 条，菊花 20g，桃仁 10g，僵蚕 15g，钩藤 15g，刺蒺藜 30g，3 剂。

5 月 4 日二诊：诸症明显减轻，视物失衡缓解，仍头昏。处方：

柴胡 12g，黄芩 10g，太子参 12g，苍耳 6g，辛夷 6g，白芷 10g，蔓荆子 15g，赤芍 12g，川芎 10g，天麻 20g，菊花 20g，桃仁 10g，僵蚕 20g，钩藤 15g，刺蒺藜 35g，车前子 15g，3 剂。

5 月 10 日诊：诸症续减，鼻腔过度通气的感觉已消失，偶有头昏胀，口干。处方：

柴胡 12g，黄芩 10g，太子参 12g，苍耳 6g，辛夷 6g，白芷 10g，蔓荆子 15g，赤芍 12g，川芎 10g，菊花 20g，桃仁 12g，僵蚕 20g，天花粉 12g，刺蒺藜 35g，木贼 12g，丝瓜络 10g，3 剂。

5 月 17 日诊：患者述头已不昏胀，乃近几年最清爽时，眼睛轻微疼痛，视物不再失衡，完全正常，脉象较前明显柔和。处方：

柴胡 12g，黄芩 10g，太子参 12g，苍耳 6g，辛夷 6g，白芷 10g，蔓荆子 15g，赤芍 12g，川芎 10g，菊花 20g，桃仁 12g，僵蚕 20g，蜈蚣 1 条，刺蒺藜 35g，谷精草 12g，胆南星 12g，丝瓜络 10g，天麻 25g，珍珠母 15g，钩藤 15g，3 剂善后。

5 月 25 日诊：疲乏，嗜睡，眼睛偶尔痛感，极微，余无不适，舌色略暗，略干，苔薄，脉沉略紧，力量适中。处方：

柴胡 12g，黄芩 10g，太子参 18g，白芷 6g，蔓荆子 15g，赤芍 12g，川芎 10g，菊花 20g，桃仁 12g，僵蚕 20g，蜈蚣 1 条，刺蒺藜 35g，谷精草 12g，胆南星 12g，丝瓜络 10g，天麻 25g，麦冬 10g，珍珠母 15g，钩藤 15g，3 剂。

病证基本痊愈，患者此后半年时间均在我处诊治疾病，头昏、视物失衡的病证未再反复，偶觉不适，及时诊治，服药则减。

7. 口疮，火热炽盛

女，25 岁。舌上多发溃疡，痛甚，大便 2 日未行，舌质红，苔黄腻，脉滑。辨心火炽盛。处方：

黄连 5g，栀子 12g，连翘 20g，木通 12g，丹皮 15g，当归 10g，川牛膝 12g，大黄 8g，蒲公英 20g。

1 剂即愈。

●按：火热炽盛炎上，清热泄火固然不谬，但更要为邪热寻出路，导热外出，或从小便，或从大便，排出有形实物，热无所附，势必孤矣。

8. 口疮，气虚湿盛

李某，女，23 岁。舌边糜烂，疮面呈白色，不红，疼痛剧烈。素体阳气不足，寒湿偏盛，舌胖大质嫩色淡，苔白腻，脉濡软无力。辨为气虚湿盛。处方：

草果仁 10g，半夏 15g，茯苓 20g，陈皮 15g，香附 12g，川芎 12g，藿香 12g，生牡蛎 30g，僵蚕 10g。

服一次痛减，尽剂痛止。

●**体会**：*疮病未必尽热。*

9. 口疮，虚阳上浮

郑某，女，53 岁。自觉口腔、舌头灼热火痛，可见口腔疱疹，疼痛剧烈，昼轻夜重；大便干稀不调，病 1 年余。舌淡红，苔薄略腻，脉沉弱无力。初诊从清热泻火治：

黄连 3g，黄柏 6g，砂仁 3g，甘草 3g，玄参 10g，生地 10g，川牛膝 10g，牡蛎 20g，连翘 10g，骨皮 10g，麦冬 10g，无效。

二诊从热郁于上治，以清胃散加减，清泻且疏散，10 余剂后，仍无进退。乃细思其脉，脉弱主元气亏虚，症状是炎热在上，从反面看，若果为实火，不论热盛还是火郁，脉当按之有力，综合考量，病机是虚阳上浮，方用归一饮合封髓丹：

附片 6g，干姜 3g，生甘草 3g，炙甘草 3g，牡蛎 20g，砂仁 3g，黄柏 6g，胡黄连 3g，3 剂。

三诊：上方效果明显，灼热感显著减轻，口腔疱疹明显减少。再仿全真一气汤方义，于原方加生白术 10g、太子参 15g、川牛膝 10g，3 剂。

3 天后复诊，病证续减，自云已减轻大半，口略干，口腔疱疹尚余少许，舌脉如前。原方加白芍 10g，3 剂。基本痊愈。

10. 口舌麻木兼高血压，取法升补

唐某，女，43 岁。口唇舌尖麻木，知觉锐减，乏力易累，舌淡红，脉沉弱，右寸尤甚。诊脉后即定下补益中气之法。后询问血压，曰高；量血压：170/100mmHg。血压高，按西医药理学，黄芪有升压作用，但以中医理论及舌脉见症确应用补益，思考再三，仍予补中益气加丹参等活血，且更加荆芥、防风、白芷、葛根分经引药，以升气血。

二诊：口唇麻木大减，脉气亦见稍起，血压反降。原方再进。

●按：服补中益气汤血压反降者，不止一例。类似本案这样，在进行中医治疗的过程中，中西医学出现分歧，取法中医而效者很多。中西有汇通处，种种现代诊治手段皆可为我所助，种种西医学知识皆可为我所用，但两者牴牾时，须知，中医学理、法、方、药，自成体系，按脉、察舌自有天地，无须处处曲迎附和。曾治一女性患者，咳嗽白痰，恶寒，舌白，脉紧。我处以止嗽散合三拗汤 2 剂，还没缴费，患者就很快拿着处方回来找我，说看到处方上有麻黄，自己有心律失常并发房颤病史，不能服麻黄，因为按西药药理，麻黄碱可能引发心律失常。我听闻后，再次诊脉，确认脉紧而有力，认为风寒束表辨证无误，从病机到脉证均示可用麻黄，仍处原方麻黄 12g，服之便愈，未见心动过速、心律失常等，不过在当

今医疗环境下，仍应当高度重视西医研究结果。

11. 阳虚咽喉干痛

叶某，女，42岁。2017年12月8日初诊：咽喉剧烈疼痛1周，喉中有痰，较清稀，服清热利咽药数日无效。舌淡质嫩，脉沉无力。辨为阳虚。处方：

附片6g^{先煎}，麻黄5g，细辛3g，桔梗10g，射干12g，茯苓30g，冬花10g，陈皮12g，3剂。

1剂即愈。

●**按**：郑钦安说："医学一途，不难于用药，而难于识证；亦不难于识证，而难于识阴阳。"信然。

12. 咽干，阳虚水郁

杨某，女，44岁。咽喉干痛，口渴，舌淡胖嫩，苔薄白，脉沉无力。

先用桔梗、玄参、射干、贝母、牛蒡子、枇杷叶、连翘、沙参、芦根、白茅根等，三诊10剂，无效。后从健脾升阳，加白术、升麻，亦无效。最后，紧扣舌脉，从阳虚气不化水论治：

桂枝6g，白术10g，茯苓20g，猪苓10g，泽泻10g，桔梗10g，细辛3g，半夏9g，太子参15g，3剂。

病证大减，续进一次，病愈。

●**体会**：辨证论治当紧扣舌脉，切忌想当然的习惯性思维。脉沉无力就是阴证，凡清热利咽药都适得其反。

13. 气虚音哑，不关咽喉

欧某，女，52岁。2010年3月2日初诊：声哑不出，诸药不效，所示方药皆清咽利喉之品。望诊面色萎黄无光，少气懒言，短气难续，舌淡白苔腻，脉沉无力。处方：

黄芪80g，党参20g，炒白术20g，陈皮12g，升麻12g，柴胡12g，葛根15g，川芎10g，桔梗15g，蝉蜕12g，炙甘草10g，当归12g，枳壳5g，2剂。

二诊：患者非常欣喜地告知：服药半小时，即感浑身有热气，舒坦无比，咽喉处似有气血流窜感，一剂未完，声音即出。由于患者素有大便排泄不畅，但便质稀软，并不干硬，医用大黄、番泻叶、生地、麦冬等研散，嘱其长期服用，此次声音恢复后，患者又服此散药，仅服2次，声音再哑，又服上面汤方，声音复出。

●**按**：此案其实诊断不难，明显伤于阳气不足，气化难出，不上举，下不达，包括患者的排便异常，绝非热证，从舌象、脉象便能一清二楚。本病病位看似在咽喉，而病机在气虚，不在咽喉。实际上，观前医方药，率多桔梗、蝉蜕、牛蒡子、射干、马勃、薄荷等利咽之品，但没能从舌脉看出气虚的病机，纵遍请利咽专药，也不能奏效。经云：能合舌脉，可以万全。

九、肢体类病证案

1. 下肢挛痛，芍药解痉可靠，但非万全

案一 张某，男，48岁。右小腿痉挛拘急，疼痛剧烈，自述好像短了一截，有时会出现患处肌肉纠结如条索，久治不愈。来诊时由旁人搀扶，2008年8月7日初诊，但由于本案笔记作于8月12日，故舌脉不详。方药追记如下：

白芍60g，甘草15g，木瓜20g，地龙20g，黄柏10g，川牛膝18g，苡仁30g，秦艽18g，独活18g，鸡血藤30g，赤芍15g，威灵仙20g。1剂显效，4剂痊愈，患者来电感谢时，口述上方。

●**按**：此案重用白芍，意在取法芍药甘草汤治腿脚挛痛的经验，此法源于《伤寒论》29条："伤寒，脉浮，自汗出，小便数，心烦，微恶寒，脚挛急，反与桂枝欲攻其表，此误也；得之便厥，咽中干，烦躁，吐逆者，作甘草干姜汤与之，以复其阳；若厥愈足温者，更作芍药甘草汤与之，其脚即伸；若胃气不和，谵语者，少与调胃承气汤；若重发汗，复加烧针者，四逆汤主之。"顺带谈一谈笔者对此条的看法。

这一条是辨桂枝汤疑似证及误治后的几种传变与治疗。要注意以下几点：

其一，条文虽言"伤寒"，但并未直接冠以"太阳病"，所以不能想当然认为此为太阳伤寒或中风；脉浮、自汗出，疑似桂枝汤

证，但不是在太阳病的前提下，所以不是桂枝汤证，出现在太阳病篇是为了辨疑及救误。由此可见，《伤寒论》是辨六经病为先，在辨病的前提下辨证，病证结合，这也是笔者在《医门初窥1》中强调的观点。

其二，脉浮未必均是表证，从"反与桂枝欲攻其表"句便知。笔者在《医门初窥1》"'守一，法阴阳，参变升降'下的脉学探索"篇曾提到，脉以气血为体，反映元气状态，脉之所在，便是气血所在，有者求之，无者求之。表证脉浮容易理解，而已知此条非表证，脉浮便不是气血外出抗邪。笔者认为此条病机是气阴两虚，从误治结果看，也是阳虚、阴虚两个方向，故脉浮是气血失守而浮越，必浮而无力；气不摄津，水液失守，故自汗出，小便数；气血升浮故心烦，即使胃中不和，也只能少与谓胃承气汤，而不敢放胆清下。

其三，芍药甘草汤之治脚挛急，是复其营阴，以濡养筋脉。《神农本草经》记载芍药"主治邪气腹痛，除血痹，破坚积，寒热，疝瘕，止痛，利小便，益气"，并未言其养阴之功，仲景时代也赤白不分，因此，有医家不赞同芍药具有滋阴养液的作用，至少不认为《伤寒论》是这样在用芍药，但从这一条看，芍药是具有养阴作用的，完全从"除血痹"、通利血脉来认识并未曲尽其意，否则活血药何其多，何必芍药？笔者以为，芍药也不同于生津药，其作用点应在营血之间。笔者临证中的用法是，养阴和营用白芍，通利血脉用赤芍。我们从这一条再回头看桂枝汤中的芍药。养阴药不少，比如麦冬、生地、天花粉、石斛等，都是广泛意义上的养阴药，为什么一定用芍药？笔者认为，这是因为芍药入血脉，作用于脉中营阴，而麦冬、天花粉等以滋生胃津为主，生地等则滋养脉中阴血，桂枝汤证在于卫强营弱，芍药养阴和营才是的对之品。实际上，津、液、营、血等，虽同为阴性物质，但在性质、分布、功用、生理、病理等方面却是有区分的，那么相应的治法也就不能混为一谈，《内经》有相关论述，近贤陈良夫先生对此也有精辟见解，可参现代著名老中医名著重刊丛书《陈良夫专辑》。

案二　舒某，女，74岁。入夜腿抽筋，牵扯疼痛，舌略红，苔厚腻，脉濡，重按有力。辨为湿热滞经，方用鸡鸣散加减：

苏叶12g，木瓜15g，槟榔15g，苡仁30g，川牛膝12g，木防己10g，独活10g，白芍20g，伸筋草20g，蚕沙15g，吴茱萸5g，丝瓜络20g，3剂。

服药当晚即未再发，3剂痊愈，追访未复发。

●按：此案并非完全是芍药甘草汤解痉之效，鸡鸣散化湿通络、行气降浊才是从根本病机上治。

案三　刘某，女，82岁。2013年11月5日初诊：左腿疼痛，牵扯拘急，剧烈难忍，晚上发热，有汗不多，住院10余日疼痛不减，舌淡红、光亮无苔，脉弦有力、略涩。拟行封闭术，余嘱其先服中药一试。处方：

怀牛膝20g，赤芍15g，白芍45g，甘草10g，鸡血藤20g，当归10g，地龙18g，女贞子15g，石斛15g，地骨皮12g，丹皮12g，生地 10g，2 剂。

11 月 7 日患者子女反馈，服上方 2 次即不感疼痛，嘱其尽剂。

●**体会：** 此案取效实在于芍药甘草汤，余药只为辅助，也可不必用。可见对经方运用并未纯熟，尚待提高。

案四　李某，女，63 岁。2014 年 11 月 3 日初诊：每晚小腿剧烈抽筋，发作时小腿抽扯形成一深沟，凹陷处可放下一手指，时有包块及硬条索，病及大腿，病延 3 年余，下肢怕冷。舌偏暗苔薄，脉略沉。处方：

白芍 50g，甘草 8g，赤芍 15g，木瓜 20g，苡仁 30g，怀牛膝 20g，附子 12g^{先煎}，2 剂。

11 月 5 日二诊：上方无效，但自度辨证用药并无大误，恐是药力未到，修改方药如下：

白芍 80g，甘草 15g，桂枝 15g，木瓜 20g，苡仁 30g，怀牛膝 20g，独活 18g，2 剂。

11 月 7 日再诊：服上方后已不再抽筋。

该患者之后，又有一人复诊，病手脚抽筋，服药 3 剂即愈，方中有：白芍 40g，甘草 9g，木瓜 20g，伸筋草 20g，可见芍药甘草汤解痉疗效可靠。然而也并非包治不爽，另录一案作为对比：

2014 年 11 月 24 日，治唐某，女，74 岁，病腿脚抽筋，脉滑数有力，左关尤甚。予芍药甘草汤，白芍用至 80g，无效。可见芍药甘草汤并非对所有腿脚抽筋都有效。

2. 上肢厥逆，药贵对证

李某，女，53岁。2009年2月13日初诊：双手，主要是指掌部位厥逆如冰，发胀，指尖色白，自觉绷紧拘急，似有绳索束缚，双手不能握拳已有数年。舌淡红质嫩，苔润，脉沉弱。另有自汗，手脚及胸部时有出汗，乏力，数年来，服乳香、没药、伸筋草之类甚多，一无效验。辨为气血不足，寒凝经脉，予当归四逆汤加味：

桂枝15g，白芍15g，当归15g，细辛6g，姜黄10g，黄芪30g，鸡血藤20g，丹参20g，川芎10g，炙甘草10g，党参15g，建曲15g，3剂。

2月16日二诊：患者原话：症状消除2/3以上，服药头煎仅一次，不及半小时，即感诸症明显减轻，手指冷胀基本消失，屈伸接近正常，数年来之束缚感霍然而解，自汗、乏力等症状亦解除大半。二诊新增头项强痛一症，于上方加葛根20g，3剂。

2月19日三诊：诸症续减，原方加威灵仙、木瓜，3剂，服完即愈。

●按：服药期间，患者自觉此方效果特好，以为珍品，通治百病，便煎与女儿服用，谁料服后腹中火热气窜，赶紧停服。可见，药以对证为贵，药不对证，人参亦可杀人，用于彼是良方，用于此则可能是鸩毒，所幸及时停药，未成大害，当深以为戒。

3. 震颤，血不养筋

张某，女，53岁。2015年4月10日初诊：震颤，手抖，右手为甚，不能夹菜用餐和化妆描眉，病及一月余。舌略红，苔薄黄腻，脉沉弱，左脉尤甚。询之月经量极少。辨为肝血虚，治宜补肝柔筋。处方：

当归20g，首乌20g，川芎6g，白芍20g，丹皮10g，牡蛎20g，女贞子20g，旱莲20g，木瓜20g，刺蒺藜20g，苡仁30g，钩藤20g，熟地10g，山茱萸10g，4剂。

4月14日二诊：述右手已可夹菜、画眉而不抖。原方加苍术续进。追访，病愈。

●**按**：震颤难治，此例一诊而效，当属特例。

十、男女科病证案

1. 经行头痛，外寒内热

但某，女，23岁。素有痛经。2003年8月，因天气炎热，长时间待在空调屋而受寒，又适经期，症见颠顶疼痛剧烈，有强烈跳动感，两侧太阳穴也剧痛，小腹疼痛难忍，舌略红，苔薄白微黄，脉弦数。处方：

钩藤15g，菊花15g，薄荷10g，豆豉12g，栀子10g，枳壳10g，白芍20g，甘草10g，蔓荆子12g，防风12g。

未尽剂而病愈。

●**按**：本案病机，内热外寒，肝失疏泄，脉弦主寒、主痛，弦而数是气郁化热。栀豉汤清透郁热，芍药甘草汤柔肝止痛，蔓荆子、薄荷、防风、枳壳疏风理气，钩藤、菊花平肝泄热。

2. 痛经

周某，女，15岁。2014年1月28日初诊：痛经。患者由人背负而入，面色苍白，精神极差，身体因痛蜷成一团，痛剧有呕吐，胃中略胀。舌淡红略胖，有红点，苔薄白，脉极沉伏无力。患者曾在我处治过痛经，经两次治疗，一年未痛，今为复发。处方：

白芍60g，甘草12g，当归10g，乌药10g，元胡30g，川楝10g，艾叶12g，砂仁3g，半夏9g，吴茱萸3g，党参10g，1剂。

1月29日复诊：疼痛全止，胃脘如常，脉缓有力，舌如前，苔略厚。未予用药。

●**按**：中药治痛经效果很好，痛经当分寒热虚实，据笔者体会，寒者居多，多用艾附暖宫丸、温经汤、金铃子散、小建中汤、当归芍药散、失笑散等，治之有效，注意辨兼夹，气滞、血瘀、湿阻、痰凝随证选用。这一例来诊时，表现很重，随时可能休克，印象颇深，故录之。

3. 经行不止3例

案一 李某，女，50岁。2015年9月16日诊：漏下2月不止，服西药无效。腰酸软，舌淡，六脉沉弱。处方：

黄芪 40g，白术 20g，太子参 15g，荆芥 10g，柴胡 6g，续断 20g，杜仲 20g，阿胶 3g，牡蛎 20g，仙鹤草 60g，地榆 10g，香附 10g。

2 剂即愈。

案二 陈某，女，45 岁。2016 年 3 月 24 日初诊：月经 3 月不止，脉沉弱，尺甚。处方：

黄芪 30g，党参 10g，白术 10g，升麻 6g，柴胡 6g，荆芥 10g，阿胶 6g，仙鹤草 45g，牡蛎 20g，香附 10g，杜仲 20g，茯苓 20g，艾叶 6g，5 剂。

4 月 22 日来诊他病，述服上方 2 剂即止。

案三 张某，女，44 岁。2017 年 8 月 8 日初诊：月经不尽月余，脉沉滑数。辨为下焦热迫血分。处方：

女贞 20g，旱莲 20g，黄柏 6g，地骨皮 10g，仙鹤草 60g，地榆 10g，益母草 30g，苍术 10g，荆芥 10g，茯苓 20g，三七 3g，银柴胡 6g，栀子 10g，香附 10g，3 剂。

8 月 16 日来治其他疾病，述服上方 2 剂，血止。

●**按**：以上三案，前两案补中益气，后案清热凉血，辨证要点在脉象，虚实寒热尽在其中。

4. 闭经，气血水同调

邓某，女，44 岁。2016 年 4 月 26 日初诊：月经 4 月未至，白带略多；舌色正，有朱砂点，苔腻略黄，脉沉缓少力。辨为气滞血瘀湿阻。处方：

当归20g，川芎6g，党参10g，白术10g，茯苓20g，泽泻10g，柴胡12g，香附10g，续断20g，枳实6g，王不留行10g，茜草20g，川牛膝10g，桂枝6g，赤芍10g，3剂。

5月6日复诊：述服上方月经即来，但量不多，原方再进。

●**体会：**本例月经过期不至，辨证为气滞血瘀湿郁，从舌脉不难判断，故以当归芍药散为主，其中泽泻既利湿，又引经，所谓水血同源，血不利则为水，相应地，水不利则为瘀。桂枝、川牛膝、王不留行、茜草，温通血脉，引血下行，同时要注意理气，气行血行，气行水化，理气参考小柴胡汤、四逆散、柴胡疏肝散。

曾治某女，32岁，月经半年未至，笔者用方：桂枝12g，桃仁10g，赤芍10g，丹皮10g，茯苓20g，艾叶10g，香附10g，续断20g，当归10g，川芎6g，乌药10g，元胡20g，茜草20g，党参10g，7剂，服之即来。该患者半年来服药不少，包括大量穿山甲、蜈蚣等，也未能通经下血。笔者体会，对寒凝血脉者，桂枝茯苓丸效果很好，其中桂枝温通血脉是其他药不可替代的。

5. 妊娠呕吐，治在下焦

熊某，女，26岁。怀孕2月，呕吐剧烈，腰痛、腹痛，先予理气和胃，药如半夏、陈皮、黄芩、竹茹、枇杷叶等，呕吐如故，不得已，用潜镇法，加石决明、钩藤等，服一剂，服时吐止，停后仍旧，但不敢再用此法，一则出现腰痛、腹痛，潜镇太过，恐重坠伤胎；二则强镇逆气，见症治症，不除病因，治标不治本，不能收长久之效，治非上策。思虑后，认为妊娠期间，阴血下注养胎，阳气亢越，冲气动胃，病在下焦，不在中焦，故理脾和胃不效。治从养血益阴，一则固胎，二则扶阴涵阳，敛摄冲气。处方：

熟地、生地、女贞子、枸杞、山茱萸、枣仁、山药、杜仲、续断、桑寄生、黄芩、菟丝子、砂仁、竹茹（剂量缺），1剂。

服后腰痛、腹痛减轻大半，呕吐止，唯胸闷、纳减，可能与地黄等性滋腻膈有关。嘱再服1剂巩固，予理气和胃药善后。

●**按**："见痰休治痰，见血休治血，见汗不发汗，有热莫攻热；喘气毋耗气，精遗勿涩泄，明得个中趣，方是医中杰。"这是明代医家李中梓《医宗必读·肾为先天本脾为后天本论》中引用王应震的一句名言，教医者务须辨证论治，不要流于表面的对症治疗。辨证论治与对症治疗的本质区别在于：前者抓病机，分析机理，即《素问·至真要大论》所谓："必伏其所主，而先其所因。"后者则见症治症，经验性用药居多。本案前面的治法就完全是见呕治呕，没做到"先其所因"，即使金石重坠，也不能止逆。后从冲气动胃的根本治，未用半夏等降逆，而呕吐自止。

这里也引出一个值得思考的问题，临证治疗时，不能见症治症，得紧扣病机，那么相应地在学习本草时，也不能只看药物主治、功效，还得分析其药效机理。譬如麻黄可以平喘，白果同样可以，但是一散一收机理不同，不能等量齐观，某些时候互为禁忌，某些时候同用却能散敛互济，开合有度，所以不能只记功效，得从机理上认识。这就自然会运用到中医基础理论进行推演，比如脏腑相关、升降出入等，在这个过程中，还当认识到哪些是药物直接的、本质的功效，哪些是药物间接的、衍生的功效，后者除了从机理上分析可得外，也少不了强记。举半夏为例，《神农本草经》曰："味辛，平。主治伤寒寒热，心下坚，下气，喉咽肿痛，头眩，胸胀，咳逆，肠鸣，止汗。"但是，《内经》中半夏秫米汤却用于治不寐，《灵枢·邪客》："今厥气客于五脏六腑，则卫气独卫其外，行于阳，不得入于阴。行于阳则阳气盛，阳气盛则阳跷陷，不得入于阴，阴虚，故目不瞑。黄帝曰：善。治之奈何？伯高曰：补其不足，泻其有余，调其虚实，以通其道，而去其邪。饮以半夏汤一剂，阴阳已通，其卧立至。黄帝曰：善。此所谓决渎壅塞，经络大通，阴阳和得者也。"半夏秫米汤是《内经》仅有的几首方剂之一，疗效确切，经文告诉了我们半夏治失眠的机理在于"决渎壅塞""以通其道"，然后"阴阳和得"，这就与《本经》"下气、咳逆"有相通处了。后世医家据此理论，在辨治失眠时重用半夏取效者不少，笔者自己也常用黄连温胆汤治失眠，也是看重半夏的这一效验。当然，并不是所有降逆下气的药都像半夏一样有治失眠的功效，这一点则又当强记在心了，相应地，也不是所有失眠都得用半夏，比如酸枣仁汤就不用半夏，因此辨病机必不可少。

6. 盆腔积液，水瘀互结

杨某，女，24岁。2017年5月23日初诊：盆腔积液1年半，期间未服药。刻诊见：下半身酸软肿胀，自觉腹胀如鼓，但视之无异常，腰酸、软、胀，下肢胀气、水肿，舌胖大，苔薄腻有朱砂点，脉沉细弱。辨为阳弱血虚，水瘀互结，予当归芍药散加减。处方：

桂枝10g，赤芍15g，当归15g，川楝子12g，元胡25g，苍术15g，茯苓25g，泽泻15g，川芎10g，2剂。

6月6日二诊：述服上方，1剂即显效；2剂服完，病减七八，腰腹基本不酸胀，下肢略有肿胀。原方加香附15g、泽兰20g，3剂善后。

追访，诸症完全消除，没做进一步复查。

●**按：**当归芍药散出自《金匮要略·妇人妊娠病脉证并治》："妇人怀妊，腹中疞痛，当归芍药散主之。"笔者认为，这个方剂是调水中血、血中水的典范，体现了津血同源、水瘀互病的关系，所以它的主治范围远不止腹痛，但凡血不利为水、水不利为瘀的病证如水肿、癃闭、淋证、带下、眩晕等，都可以借鉴。本案舌胖大是水饮结聚的表现，舌质有朱砂点提示血行不畅，脉沉细弱是阳气不足，故予当归芍药散，加桂枝温阳化气，合金铃子散理气止痛。

7. 精液异常

案一 程某，男，29 岁。2015 年 12 月 15 日初诊：精液检查异常，勃起略差，阴囊潮湿，舌略红，苔腻略黄，脉沉有力。处方：

黄柏 12g，苍术 15g，怀牛膝 20g，苡仁 30g，蜈蚣 1 条，肉桂 3g，泽泻 12g，柴胡 12g，枳壳 12g，蛇床子 10g，黄芩 10g，5 剂。

12 月 22 日，处方：柴胡 12g，黄芩 10g，肉桂 3g，桃仁 10g，丹皮 10g，赤芍 10g，菟丝子 20g，蜈蚣 1 条，蛇床子 10g，枳实 12g，泽泻 10g，5 剂。

12 月 28 日，处方：柴胡 12g，黄芩 10g，肉桂 3g，桃仁 10g，丹皮 10g，赤芍 10g，菟丝子 20g，蜈蚣 1 条，蛇床子 10g，枳实 12g，苍术 10g，黄柏 6g，川牛膝 10g，5 剂。

2016 年 1 月 5 日再诊：复查精液常规，两次对比如下：2015 年 12 月 14 查结果如下：精子活动率 30%，活力 a 级 6%，活力 b 级 13%。今日复查结果：精子活动率 85%，活力 a 级 50%，活力 b 级 30%。

●按：按西医学观点，精子发育成熟大约需 3 个月时间，而此案仅用半月，笔者请教过相关西医同行，也不知所以然，但事实如此，检验为据。需说明的是，笔者诊治数例类似疾病，并非每次都如此案见效快捷。如下案：

案二 王某，男，36 岁。精液质量差。2015 年 9 月 24 日查精液常规：活率 11.3%，a 级 4.2%，b 级 2.8%，经西医治疗（其中大部分是中成药，但没有辨证使用！此处顺便吐槽，不吐不快。中成药的误用，皆源于不按中医理论辨证论治，而所有因此导致的不良事件均扣在中医头上，比窦娥还冤），10月29复查：活率13.3%，a级2.5%，b级1.7%。停药后，于2016年1月12日来诊，舌淡略胖少苔，脉沉弦偏弱。处方四逆散合桂枝茯苓丸加减：

柴胡12g，枳壳12g，蛇床子10g，肉桂6g，菟丝子20g，白术10g，桃仁10g，丹皮10g，赤芍10g，茯苓20g，川牛膝10g，淫羊藿20g，蜈蚣1条，5剂。

1月18日方：柴胡12g，枳壳12g，蛇床子10g，肉桂6g，菟丝子20g，白术10g，桃仁10g，丹皮10g，赤芍10g，茯苓20g，川牛膝10g，淫羊藿20g，蜈蚣1条，续断20g，5剂。

1月25日方：柴胡12g，枳实6g，蛇床子10g，肉桂6g，菟丝子20g，白术10g，桃仁10g，丹皮10g，赤芍10g，茯苓20g，川牛膝10g，淫羊藿20g，蜈蚣1条，续断20g，桑寄生15g，5剂。

1月29日复查：活率45%，a级10%，b级20%。

2月4日，舌如前，脉弦滑有力，处方：

柴胡12g，枳壳12g，蛇床子10g，肉桂3g，菟丝子20g，白术10g，桃仁10g，丹皮10g，赤芍10g，茯苓20g，川牛膝10g，淫羊藿20g，蜈蚣1条，续断20g，桑寄生15g，桂枝6g，5剂。

●**体会**：四逆散合桂枝茯苓丸治此病应有较好疗效，宜加蜈蚣、蛇床子。

2月10日方：柴胡12g，枳实6g，蛇床子10g，肉桂3g，菟丝子 20g，白术 10g，桃仁 10g，丹皮 10g，赤芍 10g，茯苓 20g，川牛膝 10g，淫羊藿 20g，蜈蚣 1 条，续断 20g，桑寄生 15g，桂枝 6g，桑寄生 30g，5 剂。

2 月 16 日方：柴胡 12g，枳实 6g，蛇床子 10g，肉桂 3g，菟丝子 20g，白术 10g，桃仁 10g，丹皮 10g，赤芍 10g，茯苓 20g，川牛膝 10g，淫羊藿 20g，蜈蚣 1 条，续断 20g，桑寄生 15g，桂枝 6g，香附 10g，5 剂。

2 月 22 日复查（春节期间没忌烟酒）：活率 45%，a 级 15%，b 级 20%。

处方：

柴胡 12g，枳实 6g，蛇床子 10g，肉桂 3g，菟丝子 20g，白术 10g，桃仁 10g，丹皮 10g，赤芍 10g，茯苓 20g，川牛膝 10g，淫羊藿 20g，蜈蚣 1 条，续断 20g，桑寄生 15g，桂枝 6g，枸杞 20g，5 剂。

笔记到此为止。

案三 叶某，男，29 岁。2 月 7 日初诊：精液常规异常。舌略红、胖，苔薄腻微黄，脉沉略弦。处方：

柴胡 12g，枳实 12g，赤芍 10g，黄柏 6g，女贞子 20g，蛇床子 10g，茯苓 20g，肉桂 3g，知母 10g，川牛膝 10g，桑寄生 30g，泽泻 10g，旱莲 20g，5 剂。

2 月 14 日查精液常规：活率 40%，a 级 25%，b 级 10%。处方：

柴胡 12g，枳实 12g，赤芍 10g，黄柏 6g，女贞子 20g，蛇床子 10g，茯苓 20g，肉桂 3g，川牛膝 10g，桑寄生 30g，旱莲 20g，苍术 10g，蜈蚣 1 条，5 剂。

2 月 22 日查精液常规：活率 60%，a 级 15%，b 级 25%。处方：

柴胡 12g，枳实 12g，赤芍 10g，黄柏 6g，女贞子 20g，蛇床子 10g，茯苓 20g，肉桂 3g，川牛膝 10g，旱莲 20g，苍术 10g，蜈蚣 1 条，菟丝子 10g，桃仁 10g，淫羊藿 10g，7 剂。

此时因 a 级有减，故加重补肾温阳，另加活血，以促进运化活动。

3 月 10 日方：柴胡 12g，枳实 12g，赤芍 10g，黄柏 6g，女贞子 20g，蛇床子 10g，茯苓 20g，肉桂 3g，川牛膝 10g，旱莲 20g，苍术 10g，蜈蚣 1 条，菟丝子 10g，桃仁 10g，茵陈 15g，7 剂。

此时查精液常规：活率 75%，a 级 30%，b 级 35%，基本正常。因有热象，去淫羊藿，加茵陈，7 剂善后。后再复查，结果相差无几。

8. 阳痿

叶某，男，33 岁。2014 年 4 月 14 日初诊：阳痿半年余，无晨勃，舌红，苔黄腻厚，脉弦滑有力。辨为下焦湿热瘀阻，肝失疏泄。处方：

柴胡 18g，枳实 12g，赤芍 10g，蜈蚣 1 条，车前子 10g，蛇床子 10g，黄柏 6g，苍术 10g，桃仁 10g，川牛膝 10g，5 剂。

嘱其禁用补药及饮酒。

二诊：上方服1剂，翌日便有晨勃，连续几日均正常。原方加茯苓20g巩固。

●按：《灵枢·邪气脏腑病形》篇称阳痿为"阴痿"，《灵枢·经筋》指出："经筋之病，寒则反折筋急，热则筋弛纵不收，阴痿不用。"临床所见，阳痿患者属湿热下注较多，特别是巴渝地区，气候湿热，且民众嗜食辛辣厚味，故该病并非皆从肾虚治，厥阴肝经湿热反较常见。《素问·痿论》有云："肝主身之筋膜……思想无穷，所愿不得，意淫于外，入房太甚，宗筋弛纵，发为筋痿，及为白淫。故下经曰：筋痿者生于肝使内也。"关于四逆散的使用，以前我多从疏肝解郁的角度看，肝主筋，失于升发疏泄，因而阳痿不举。后用四逆散，则多从元气周流，少阴降已而升，厥阴由阴出阳，少阴厥阴接续不利论。

十一、汗证案

1. 盗汗，舌脉也曾不可凭

某女，反复发热、盗汗十几年，舌淡、质胖嫩，脉弦细。予青蒿鳖甲汤加地骨皮、白薇、银柴胡、玄参，合二至丸等，1剂即减，下半夜发热、盗汗显减，上半夜仍有。二诊予桃仁、红花，活血化瘀，疏通阴分结滞，使卫气能顺畅下潜于阴分。思路如下：

昼阳夜阴，日入至平旦，阳气入阴，阴气涵阳，其中又分上下半夜。上半夜阳气下潜，得天时之助，若热在上半夜，除考虑阴不涵阳外，还要重点考虑襄助卫气潜入阴分（下半夜，一阳萌动，若病在下半夜，则当于养阴涵阳当中，略佐升发，以应天时，但不可太过），方法一是直接潜降卫气，敛阳入阴，如龙骨、牡蛎、磁石等；方法二是疏通阴分，畅通道路，活血祛瘀，化痰利湿等随证选用。

后来偶遇，询问，服之病愈，未再复发。此案笔者总结了两点：

①明明是阴虚发热，且按阴虚发热治愈，舌象却是一派阳虚寒湿不化，可见病证是一个变化复杂的过程，病证的出现是各个因素综合后的结果，众多因素互相掩盖、扭曲，以致并不是阴虚就必见舌红瘦干、脉细数，这是人体复杂性决定的。

②患者服上方出现胃中不适，有呕吐的感觉，但一会儿就好。这个方子治阴虚发热很有效，但服后就可能会出现上述副作用，也许是滋阴清热药腻膈滞胃之故。笔者观察到，这种情况出现过好几例，特别是当银柴胡、地骨皮与白薇同用时，故用药前要先叮嘱患者，如果不用白薇，这种情况会好很多。

2. 更年期发热出汗，紧扣特殊生理病理

徐某，女，48 岁。2016 年 9 月 12 日诊：病 2 年余。发热，以手脚心发热为甚，热则出汗、汗多，偶有面部烘热，舌淡，舌边质嫩，脉沉弱。辨为营卫不和，予桂枝汤加黄芪、浮小麦、地骨皮、五味子等，无效。9 月 14 日从虚热治，予当归六黄汤加味：

胡黄连 8g，黄芩 10g，黄柏 8g，生地 15g，熟地 10g，当归 10g，黄芪 20g，女贞子 20g，旱莲 20g，浮小麦 30g，太子参 15g，鳖甲 20g，桑叶 15g，3 剂。

9 月 18 日三诊：服上方好转大半，舌脉不变。原方加山茱萸 15g，丹皮 12g，3 剂。

9 月 22 日来诊治其他病证，诉服上方后，症状完全消除。

●**按**：此例亦是舌淡、脉弱，后翻看笔记，发现曾以此法治过好几例手足发热者，舌脉均如是，可能与更年期这一特殊时期有关，这种情况下的辨治得紧扣这一时期的生理病理特点。

3. 自汗重症

2013 年 4 月，诊治一位男性患者，70 岁，晚期肺癌，发作时，在海南某医院治疗，后又在北京某军区医院治疗，经抢救，病情缓解，但自汗特甚，却无效验，一昼夜要换 20 多件衣物，从早上起床，至我处就诊时为上午 10 点多，已更换 9 件衣物，并带了 5 件备用，是我所见自汗最重者。除自汗外，伴见咳嗽，舌色淡红，薄

腻白苔，脉弦硬有力、弹指颇重。余拟桂枝汤，因从舌象上看没有热象，脉极有力，看似正气强，但弦硬弹指便是无胃气，精气大虚，元气不内守，不作实证看，但同时也还要考虑出现此脉象是否因大量使用西药导致。患者右眼白睛充血，这又让我考虑桂枝温通血脉是否当用，思考后还是遵从病证反应，用桂枝汤加厚朴、杏仁。处方如下：

桂枝15g，白芍15g，甘草8g，大枣10g，太子参15g，浮小麦35g，桑叶30g，杏仁15g，龙牡各20g，厚朴10g，生姜3片，2剂。

患者服用2剂，6天后复诊，言自汗已愈，此次前来就诊，备有4件更换衣物，一件未用。患者有严重的基础疾病，预后很差，不久就去世。这例汗证是我目前见到最重的，印象较深，故记之。

十二、皮科病证案

1. 疹痒非风，治在心火及肺

2006年12月3日，诊治一患儿，男，4岁。烦躁吵闹，睡眠不佳，每日烦躁多数发生在下午，同时胸背四肢遍发红疹，瘙痒异常，须臾情绪平复，则皮疹渐退，小便黄，大便略燥结，舌尖边红，脉不详。这个患儿，我一直未曾亲见，所有症状均听他人转述，那时我正在成都，该患儿经某医院皮肤科专家治疗月余，多予凉血疏风止痒，如蝉蜕、僵蚕、白鲜皮等，消风散用得最多，但未见好转。笔者经转述后，处方导赤散合泻白散、甘麦大枣汤，加大黄、麦冬。处方如下：

黄连 3g、木通 10g、灯心草 10g、生地 12g、麦冬 15g、浮小麦 12g、大枣 10g、生甘草 10g、地骨皮 12g、桑白皮 12g、大黄^{泡服}3g，1 剂。

1 剂药后，患儿烦躁明显减轻，皮疹未再明显发作，入睡较好，但在 12 月 3 日服第一剂药时，同时服用西药开瑞坦，所以不能完全归功于中药。服第二剂时，嘱其停西药，以纯中药治疗，服完第二剂，诸症痊愈，未反复。

●**辨治思路**：此案特点在，心烦则发，心静则止，显然与心火有关，而肺合皮毛，心火亢盛，肺为火灼，气火升浮，波及血分而发疹，故治当清心泻肺，缓急安神，兼透血热。整个病机其实与"风"无关。

2. 疹痒非风，治在开卫泄营

2010 年 6 月 18 日，治某女，19 岁。皮疹瘙痒，遍布全身，病逾 4 年，服中西药无效。舌略红，苔润滑腻，黄白相间，略厚；脉沉缓少力。询之少汗。辨为：湿邪内阻，腠理闭郁，热伏营血，予化湿理气，开泄腠理，清泄血热。麻黄连翘赤小豆汤化裁：

麻黄10g，桑白皮12g，荆芥15g，升麻15g，郁金15g，丹皮15g，紫草20g，水牛角25g，地肤子30g，白鲜皮30g，刺蒺藜30g，苍术10g，赤小豆30g，半夏12g，薄荷10g，2剂。

二诊：汗出，皮疹基本消除，瘙痒止，自述4年来从未如此轻松。其母亦身痒，见上方有效，试服2次，痒亦止。

●**按：** 笔者治皮疹瘙痒类病证，常规用法就是上方为基础加减，思路是从温病卫气营血辨治，认为该类疾病，比较常见的是卫气闭郁，营分伏热，治宜开宣卫气，清透营血，再辨兼夹，夹湿夹瘀，随证治之，至于寻常祛风药如蝉蜕、僵蚕等不是必用，而实际上，这类药的本质仍在轻扬升举，开泄腠理，并没有"风邪"可除，所谓"风"在很多时候是一种取象比类的说法。

3. 黄水疮，湿热蕴毒在表

刘某，男，4岁。2016年5月27日初诊：每年夏季双下肢遍发黄水疮。刻诊见：双下肢多处水疱，或脓疱，有些已经溃破，疮面约一角钱硬币大小，色暗红，流黄水，瘙痒；舌苔薄腻，脉滑。服西药可暂控，但易复发，擦西药外用药及苗药也只能取效一时。辨证为血分湿热蕴毒。处方：

麻黄5g，杏仁10g，赤小豆20g，苡仁15g，地肤子20g，白鲜皮10g，丹皮10g，赤芍10g，紫草6g，水牛角10g，荆芥10g，苍术 10g，连翘 10g，地丁 10g，3 剂。

5 月 31 日二诊：上证略有好转，但同时也外擦苗药，嘱停其他药。方用：

独活 10g，杏仁 10g，赤小豆 20g，苡仁 15g，地肤子 20g，白鲜皮 10g，丹皮 10g，赤芍 10g，紫草 6g，水牛角 10g，荆芥 10g，苍术 10g，连翘 10g，地丁 10g，川牛膝 10g，3 剂。

6 月 7 日复诊：疮疡基本痊愈，只留褐色痕迹。

● **按：** 麻黄连翘赤小豆汤见于《伤寒论·辨阳明病脉证并治》："伤寒，瘀热在里，身必发黄，麻黄连轺赤小豆汤主之。"用治外有寒邪，内有湿热，郁蕴不解的发黄。笔者常用于治疗各种表气闭郁，腠理不疏，内郁湿热，兼及血分的病证，如湿疹、痘疮等，运用时多去大枣、甘草，并根据具体情况，或加荆芥、防风等疏表，或加紫草、赤芍凉血，加土茯苓、苡仁等除湿，加地肤子、白鲜皮、苦参等止痒，若溃烂，则加地丁、蒲公英等解毒。本例病在下肢，故二诊用独活、川牛膝下引。

4. 带状疱疹

案一　赵某，女，58 岁。2018 年 5 月 14 日初诊：带状疱疹 1 月余，右胁患处色红、灼热，疼痛难忍，彻夜不能寐，服芬必得止痛，效差。舌淡红，脉滑，重按力减。处方：

北柴胡 6g，银柴胡 12g，黄芩 10g，党参 10g，赤芍 10g，红花 10g，瓜蒌 10g，生地 10g，刺蒺藜 20g，地丁 15g，忍冬藤 15g，连翘 10g，玄参 10g，紫草 12g，3 剂。

5 月 17 日二诊：服上方 2 次，疼痛大减，当晚即酣睡，现余轻微疼痛。原方加僵蚕 10g，3 剂。

5 月 21 日三诊：皮损只留淡痕，隐约可见，基本不痛，触及皮肤偶有不适。原方 3 剂巩固。

●按：这是效果较好的一例，也有效果不佳者。如治罗某，83 岁，3 年前患带状疱疹，经治皮损消除（治疗经过不详），但 3 年来虽患处皮肤平滑如常，却疼痛不已，服中西药效果都不理想。

案二 李某，女，47 岁。两胁带状疱疹 4 周，患处色红、痒，疼痛剧烈，不可触碰；口干不饮，输液 3 天病不减。舌淡红，苔润；脉沉少力，寸弱甚，右脉弱于左脉。予柴胡桂枝干姜汤加减，每诊 3 剂，服后渐减。三诊后疼痛完全消失，皮损逐渐消退，五诊痊愈。方药如下：

柴胡 12g，黄芩 10g，党参 10g，干姜 3g，桂枝 6g，天花粉 10g，赤芍 10g，紫草 18g，土茯苓 30g，连翘 10g，红花 6g，蒲公英 10g，蝉蜕 6g，刺蒺藜 20g。

●按：从六经辨证看，笔者判断该患者属太阳、少阳、太阴合病。部位在肤表，太阳所主；局限于两胁，少阳所辖，故考虑少阳枢转不利，太阳表气失开。同时，苔润、脉沉少力，让笔者想起陈慎吾先生"柴胡桂枝干姜汤治疗少阳病而又兼见'阴证机转'

者，用之最恰"之说，故主用柴胡桂枝干姜汤。在六经辨证方面，太阳、少阳、太阴气化失常的同时，兼及血分郁热，故合用紫草、连翘、蒲公英、蝉蜕等，透营转气，这又参合了温病卫气营血的理念。

5. 荨麻疹，风分内外，凉血散风，养血息风

刘某，女，40岁。2016年5月30日初诊：荨麻疹半年余，瘙痒难忍，夜不能寐，经西医诊治，耗费数千元，无效，后在某医处服中医30余剂，亦无效。刻诊见：全身风块风团，略红。舌色正，脉沉少力。辨为血虚有热，内外皆风。处方：

赤芍10g，丹皮10g，紫草40g，水牛角20g，刺蒺藜40g，乌梅10g，生地10g，首乌10g，夜交藤15g，防风10g，地骨皮10g，3剂。

复诊：述服上药仅2次，病即痊愈八九成；3剂服完，基本痊愈，感激之情溢于言表。

该病人在医院走廊向别人叙述就诊经过时，恰巧被另一同病患者听见，遂来我处。

杨某，女，34岁。皮肤风块遍布，时发时消，瘙痒。舌略红，脉滑有力。辨为血热有风，无血虚。处方：

赤芍10g，丹皮10g，紫草40g，水牛角20g，刺蒺藜40g，乌梅10g，生地10g，地骨皮10g，银柴胡12g，防风10g，玄参10g，

白鲜皮 10g，3 剂。

2016 年 8 月 30 日介绍其他病人来诊病，来人告知，杨某服上方 2 剂，基本痊愈，尚余 1 剂未服，自认为药效很好，竟把余下这一剂赠与他人服用，所幸未酿事故。

●**按**：风胜则痒，在皮肤病中"风"是比较常见的致病因素，但这个"风"的论治当分内外，并非一味辛散，外风、内风有别，这一点在皮科病证中也应当注意区分。外风当散，散风用防风；内风当息，息风用乌梅。祝谌予先生的过敏煎值得深入思考。

十三、胁肋病证案

1. 胁肋水响：糊涂医治糊涂病

祝某，男，72 岁。2011 年 10 月 18 日初诊：胸腔积液，怀疑肺癌，抽胸水后，自述右胁肋处咕咕水响声，所奇者，旁人也能听到，余无他症。舌苔黄腻不厚，脉象忘了。处方：

柴胡 20g，青蒿 15g，香附 20g，青皮 15g，半夏 25g，藿香 30g，佩兰 30g，白蔻 12g，茯苓 20g，腹皮 15g，郁金 15g，川楝 15g，枳壳 12g，4 剂。

二诊：病证略减，上方加瓜壳 15g、白芥子 15g、旋覆花 20g、丝瓜络 12g，4 剂。

三诊，病证明显减轻，续上方 4 剂，愈。

●**按**：此病颇奇，机理却并不清楚，笔者多方请教，也未明所以。西医按"神经官能症"下诊断，而笔者确实听到患者右侧胁肋靠近腋中线处，时有水液流过的"咕噜咕噜"声，是否此处真有水液流动，彩超、CT、核磁共振等都无法证实，但从病位看，经络行循在肝胆，病性为湿热，按证投方，可谓糊涂医治糊涂病。有人称"中医让人糊里糊涂地活"，笔者以为，"糊涂"不是愚昧，而是一种姿态，表达了对大千世界的敬畏和谦卑，自诩明白，何尝不是自以为是？

我们对人体的认识，对疾病的诊治，实在有限得很。随着临证日久，面对不少疾病，笔者时常生出有心无力之感，"人之所病，病疾多；医之所病，病道少。"诚非虚言。

2. 胆囊炎胁痛

何某，女，79 岁。2014 年 9 月 26 日初诊：右肋剧痛，牵及脘腹胀气，夜晚较白天为甚，西医诊断为胆囊炎，住院治疗未能缓解，唯每晚必服镇痛药方能入睡，否则剧痛难眠，数日后，西药效果渐不如前，故来服中药。辨为肝络瘀滞。处方：

黄连 9g，黄芩 10g，川楝 10g，元胡 30g，蜈蚣 2 条，半夏 18g，厚朴 18g，郁金 10g，赤芍 10g，丹皮 10g，桃仁 10g，香附

10g，2剂。

服后疼痛明显减轻，胃腹胀气也显减，但仍痛，晚上仍服镇痛药，否则虽能入睡，但要痛醒。上方有效，后续在原方基础上加全蝎3g，或加鸡血藤活血，或加青皮、枳壳行气，并嘱患者逐渐停服西药，至少要减量。如此治疗，疼痛虽较前明显减轻，但仍未根除，且停服镇痛药后，肋痛有反复，不得已只有间断服用，至10月16日，我于原方加白芍60g，赤芍用至20g，意在缓急止痛。处方如下：

柴胡18g，黄芩10g，川楝子10g，蜈蚣2条，白芍60g，赤芍20g，丹皮10g，枳实12g，全蝎3g，元胡30g，半夏9g，3剂。

10月29日再诊：述服上方，西药已停，疼痛全消，夜能酣睡，安如常人。恐其有反复，原方减白芍量，再进3剂，2日一剂，服后停药。病愈，追访2次，未反复。

3. 硬皮病：六经气化的辨治思路

黄某，女，25岁。在上级医院确诊为系统性硬皮病，经治效果不理想，前来我处就诊时，带来一叠检验报告，其中几项有点不正常，但我觉得对中医辨证论治没有多大帮助，所以也没留意。刻诊见：整个面部僵硬板结，皮肤紧致光亮，表情生硬，不能展颜一笑，触之如木板，按之无弹力，皮肤提捏不起，双前臂也硬化，以右前臂为甚，皮肤粗糙偏暗黑，似裹有层硬纸皮，手肘以上则柔软。舌略红，苔薄，脉沉弱。

查工作站记录，该患者于 2014 年 5 月 22 日初诊，2017 年 10 月 18 日最后一诊，共诊 27 次，每诊予药 7 ～ 10 剂，患者不是本地人，所以，只是断断续续服药，其中有几次治疗不是针对硬化病，而是感冒咳嗽等时病。

整个过程中未服西药，最初同时在其他医生那里做穴位埋线，几诊之后便停止埋线，只服中药。数诊之后，便已见效，皮肤逐渐变软，由于病程太长，笔者并没有每次都做记录，只查到 2015 年 1 月做过一次笔记如次："断续来诊大半年，前 2 天复诊。目前，前额、双颊完全柔软如常，手臂只有前臂手腕附近皮肤还有些板硬，手肘处按之如常。"

到 2016 年 9 月 14 日，患者从症状到检查都完全正常（曾在我院做过一次检查，最后一次好像是回到原来的上级医院做的），皮肤柔软如常人，表情丰富，这是最后一次针对硬皮病用药，方药如下：

麻黄 6g，桂枝 12g，桃仁 12g，赤芍 15g，丹皮 10g，茯苓 20g，苡仁 30g，细辛 3g，炒白术 15g，香附 15g，鸡血藤 25g，荆芥 12g，黄芪 20g，太子参 20g，白芷 12g。

此后未再用药。2017 年 10 月 18 日最后一诊，是患者怀孕，微呕，药用：黄芩、茯苓、白术、杜仲、寄生、苏梗等调胃安胎。皮肤如常，硬皮病没有反复。

●**辨治思路**：笔者没有按藏象辨治，更多地从六经气化升降理论辨。窃以为，不论其中机理如何复杂，从各种要素综合之后的最终结果看，患者的病位最终表现在体表皮肤，所以重点从表证论治。但表证就是表证，这是八纲学说的概念，没必要和藏象学扯在一起，所以整个过程，没有用肺主皮毛、脾主肌肉等藏象学理论。患者脉沉弱，可见气虚于里，五脏皆可能虚，也没必要非套在哪个脏腑上。所以，几年来，主方改变不大，基本方从以下几个方剂进行考虑组建：首先用麻黄汤解表，所谓解表，笔者的理解就是疏通皮肤腠理，促进气机开透，麻黄汤是首选，麻黄开通毛孔的功能无药可代，桂枝辛温通脉，两者合用可开化表气，麻黄用量在 6～15g，桂枝用量 10～15g；有时也用了杏仁，目的都在宣发表气。其次考虑麻黄附子细辛汤，因为正气虚，从六经辨证看，太阳、少阴相表里，少阴为太阳之底面，太阳气化不宣，脉又沉弱，要考虑少阴阳虚，需强调一下，少阴未必就对应心和肾，主药附子通行十二经，不只是作用于心肾，但是舌质红，恐附子温热，所以始终未用，但用了细辛，交通少阴和太阳，且味辛走窜可开窍通闭，量在 3～8g。表气闭郁，气机阻滞，日久必有瘀血，特别是像这种闭结严重者，要着重考虑瘀血，而患者右前臂色瘀暗，可资佐证，所以合用桂枝茯苓丸。前两诊还用了蜈蚣一条，后来认为蜈蚣用于通经搜络，但此病病不在络，而在皮和肌肉，故只用了 2 次。正因为考虑到该病部位在表，而表则包括了皮肤、毛孔、肌肉、腠理、筋骨等，该病部位在皮肤和肌肉，麻黄、桂枝针对皮肤，肌肉则属阳明所主，且阳明主面，所以有时方中会用到葛根和白芷，以升发阳明气化。最后，气化包括正气虚实和气机运动，脉沉弱，气虚无疑，因此用了黄芪和白术，病在太阳，却正气内虚，而三阴证又不甚明显，笔者称之三阳内陷，上面 2016 年的最后一方，差不多体现了整个辨治过程的理念，故录之以为代表。

失验篇

一、皮肤瘙痒，误于桂枝之温里

2010年10月27日，治一人，女，50岁。皮肤瘙痒，有红色疹点，自觉时感郁热不疏，时或怕冷，汗水欲出不出，心烦尿黄，舌色正，苔白腻，脉中按紧，沉按滑略数。显然是表气闭郁化热，试用麻黄桂枝各半汤类方，效果不著，皮疹反增。二诊，原方去桂枝，2剂。2010年11月1日复诊，效显痒减。

●**反思**：辨证当明部位深浅，用药须明作用部位和药力发挥方向。《伤寒论》16条："桂枝本为解肌，若其人脉浮紧，发热汗不出者，不可与之也。常须识此，勿令误也。"这一条说的是麻黄与桂枝的区别，虽然麻黄、桂枝皆云解表，但表证有部位深浅之分，相应地，解表药也有作用部位的不同，以及药势走向的分别。麻黄辛温，作用在皮肤毛窍，其力宣散；桂枝甘温，本为解肌，功在温通，而不完全是发散，实际上章次公先生说过："桂枝本质原无发汗之能力，以其辛香窜散，故可助发汗药之作汗。"唐容川亦云："桂枝汤本为解肌，与麻黄汤为肤表之剂迥别。"本案汗出不畅，以皮毛闭郁为主，表气不开，用桂枝便有燥里热之嫌，至少应该在与麻黄类发散药的比例上进行调整，特别是很多皮肤病，若出现斑疹红点等波及营血分的表现，桂枝温通血脉之特性，于此处就更有温燥血热之虞。2013年7月，笔者治阙某皮肤风团，瘙痒难忍，也予麻黄桂枝各半汤，且加紫草、丹皮、生地等凉血，服之无效；去桂枝，2剂即愈。2014年9月，亦有类似失误。

二、同房呕吐治无效

2011年8月29日，治由某，女，35岁。同房则恶心呕吐，致7年来夫妻不敢同房，舌略红，有朱砂点，苔厚腻略黄。在其他医生处服藿香、佩兰化湿药，舌苔退，但同房后则舌苔又生。自述性欲较旺，极易达到高潮，但因上述病症，长期不敢同房，并自述病发时，自觉脉象非常有力，似觉散大，心烦眠差。我问是否常梦交，曰月事来时如此。诊脉，右脉沉滑有力，尺脉有力；左尺脉沉滑有力，寸弦滑而数。辨证湿热下注于肾，肾中相火旺盛。同房时，水火交济，氤氲蒸腾，若更兼湿热邪火，则气化膨胀，上逆于胃则恶心欲呕。肾多虚证，而此证却是肾中湿热，不常见。方用：

黄连8g，黄柏12g，知母12g，肉桂2g，丹皮15g，鳖甲20g，龟板30g，泽泻15g，龙牡各30g，砂仁10g，栀子12g，豆豉20g，2剂。

服药当天下午4点，电话告知，服上方1次，觉胸闷，出虚汗，不适。嘱再试服。

●**失误分析**：患者服药后出现胸脘胀气，可能与大量降泄潜镇药有关，如苦寒的黄连、黄柏，敛镇的鳖甲、龟板，收涩的龙骨、牡蛎，使气机闭结内郁，同时缺少清化湿热的药，也没考虑到，同房时，精关洞开，也正是肝主疏泄之际，若肝肾俱有湿热闭郁，又兼相火偏旺，则肝气向肾疏泄时，由于下焦湿盛火旺，肝气向下疏泄不畅，可反激上逆而干胃，而治效之失误便在于，湿热相火当清化条达，反用苦寒、滋敛闭塞气机。所以，得知无效时，经过反思，预计下一步考虑疏发肝气，清化肝肾相火湿热，拟用黄连温胆汤合用通关丸，去肉桂，加川楝、薄荷、丹皮、郁金等。但是，查笔记，患者没有再来就诊，也无法印证上述想法。

三、嗜睡失验

刘某，男，19岁。头昏嗜睡1年余，时觉耳鸣，眼涩不适。舌淡红，尖略红，苔白腻稍厚；脉略弦滑，左右寸脉均溢，浮而细滑。2012年1月17日初诊，方用半夏白术天麻汤、柴胡龙骨牡蛎汤、李东垣清暑益气汤、补中益气汤等合方合义，三诊9剂，无效。又仔细诊脉，得左右寸脉皆溢，关脉弦滑，略浮数，且口苦，乃从黄元御升降说考虑。方用：白术30g，茯苓20g，泽泻20g，柴胡 18g，黄芩 10g，半夏 30g，枳实 18g，石决明 30g，麦冬 10g，浙贝 20g，川牛膝 10g，天麻 30g，钩藤 20g，2 剂。该案换用多种治法，始终效果不理想。

●**失验反思**：其间也曾考虑"少阴之为病，脉微细，但欲寐"，但脉象不符。

四、升散太过，浊阴上犯致头痛

2011 年 5 月 25 日，治一患者，肛门坠胀，予：黄连 9g，葛根 40g，木香 12g，乌药 10g，藿香 30g，佩兰 30g，柴胡 12g，桔梗 10g，防风 10g，茯苓 20g，白头翁 10g，车前草 15g。服后头痛如裂。

●**失验分析**：方中柴胡、葛根、桔梗、防风均升发举散之药，升散太过而无监制或反佐，整个方但升不降，恐引动浊阴上扰清窍而致头痛。因为时间较久，笔记中舌脉不详，难以结合当时病机进行分析，但方药一味地升散，或泄降，这种偏于在一处使力的用法，仍当引起注意。升降相因，相反相成，升降出入是一气流转，应当整体看，即使其中一方面表现突出，也不应割裂开来，用药时得留心，曾有医家于补中益气汤中加少许枳壳治中气下陷诸证，便体现了这样的思路。

五、误于升麻之升散

2011 年 8 月 22 日，治一老年女患者，头面发热，皮肤色红，红疹遍布，瘙痒异常，予麻黄连翘赤小豆汤开卫透热，加生地、丹皮、紫草、水牛角等，凉血泻火，每诊 2 剂，三诊下来，病愈八九；四诊时，去水牛角，加升麻，以冀加强透热，孰料，服后头面发热加剧，瘙痒复作如故。

●**体会：**关于升麻，早前笔者遵信升阳之说，后见不少医家认为升麻并无升举之力，唯清热解毒而已，亦觉颇有道理，故一度趋从后说。但此案，麻黄与升麻合用后，升散之力骤然加强，出现气火上冲的不良反应，单用麻黄或升麻似无此弊。所以，升麻固然可清热解毒，但与药配伍后，其升举之性会得到彰显，实际上，两说并不矛盾，升麻清热解毒之功是通过升透郁热达成，与芩连等苦寒直折的清热解毒不同，明乎此，临证则可资选择。类似误治在前不久（以该案时间算）也曾出现过，患者也是老年女性，病眩晕，脉弦细，有伤阴状，予小柴胡汤，略有好转，复诊时，配伍升麻，则眩晕加剧，亦或升散太过之故。

六、治疮疡，清热解毒反重

一女性患者，43岁，因食大量牛羊肉及鱼腥酒醴等发物，致左前臂弥漫性肿胀，皮肤触之发热，按之略硬，色暗红，略痒；舌略红而暗质老，脉沉略滑数有力。以前也曾有过类似过敏史。辨为热毒内蕴。予下方：

银花30g，连翘25g，生地15g，丹皮15g，地丁20g，蒲公英20g，玄参20g，大青叶15g，紫草30g，赤小豆25g，清热解毒，凉血散结；另用麻黄10g、升麻12g、刺蒺藜30g，意在宣透郁热，2剂。

三日后复诊，病情无好转，患处发热似略有减退，但不明显。我考虑到宣散太过会耗血动血，故二诊时，去麻黄、升麻、蒺藜，另去赤小豆，酌用当归10g，处方即是四妙勇安汤合五味消毒饮变化，1剂。由于患者外出不便，就用免煎颗粒。但患者尚未服完，病即加重，除患处发热肿胀扩大外，另出现胸闷，欲咳而不能，脸面发出红疹，腰胀，小腿骨疼痛。患者转投他医，后告知，服他医方药，一服而肿胀见消，尽剂而诸症全愈。我惊佩之余，索方观之，前后两方如下：

银花20g，连翘15g，土茯苓30g，丹皮20g，生地20g，荆芥20g，防风15g，地肤子15g，牛蒡子20g，苍耳20g，黄柏15g，苡仁 20g，泽泻 15g，夏枯草 20g，甘草 3g，地丁根 20。

另方：银花 15g，连翘 15g，土茯苓 30g，丹皮 20g，生地 20g，荆芥 20g，防风 15g，地肤子 15g，牛蒡子 20g，苍耳 20g，黄柏 15g，苡仁 20g，泽泻 15g，金钱草 20g，夏枯草 20g，地丁 20g。

●反思：笔者对此案不能释怀许久。尝总结，或许血分有热不宜麻黄宣散，但后来的方药，辛温宣散之力不在我方之下，而且一诊之后，并未因一诊方药有麻黄等而加重病情；或许二诊不应用当归，因当归温燥血分；又或许当从清化湿毒治，但总觉未得要领，两个处方效应差别不应如此巨大，但事实在前，如实录之。

七、更年期发热无效案

2012 年 11 月 8 日，治何某，女，59 岁。发热出汗，汗出身冷，面部烘热，病程较久，多按阴虚治，服养阴清热药反剧，甚至呕吐，舌色正，苔薄腻，脉缓大有力。余先予桂枝汤加减治，有效，但不著；后为求速效，用青蒿鳖甲汤法：

鳖甲 30g，地骨皮 15g，青蒿 12g，知母 12g，银柴胡 15g，黄芩 10g，白薇 20g，牡蛎 30g，浮小麦 30g。

服1剂，病反加重，呕吐，方药全是清热，但身热却更突出，仍汗出，可知辨证失误，见地不坚，舌脉都不支持阴虚，亦不支持桂枝汤，舌苔薄腻，脉缓大有力，是湿遏瘀滞之象，所以用滋阴法适得其反。改予三仁汤合血府逐瘀法，仍然不理想。后来用过白虎汤、白虎人参汤，从阳明治；也从胃中水饮郁热治，用防己黄芪汤合木防己汤加减，间断有效，但均不满意。后患者更医，服之便效，医者告诉她，是更年期综合征，按更年期综合征治，处方为当归六黄汤。后来患者还回到我处就诊2次，知该病仍有反复。

● **体会**：由于患者处于天癸将绝前后，阴阳失衡之时，女性更年期的病证在诊治方面有其独特之处，不能完全按常规辨证论治，得紧扣这一时期的生理特点。《素问·上古天真论》云：女子二七而天癸至，任脉通，太冲脉盛，月事以时下，故有子……七七任脉虚，太冲脉衰少，天癸竭，地道不通，故形坏而无子也。"唐宗海《血证论·经血》云："天癸者，谓先天肾中之动气，化生癸水；至者，谓至于胞中也。"即是说，肾中精气决定天癸，天癸决定女性月经来潮及生殖机能。女性49岁前后，肾中精气亏虚，天癸将绝，这时候阴阳处于不稳定的状态，所以这一时期的病证有虚热上浮的心烦易怒、五心烦热，有虚阳上冲的头面烘热、潮红，有情绪抑郁不寐等表现，病证纷繁而多变，但其根本病机就在于肾精亏虚，阴阳失衡，虚阳上浮。笔者因此案，重温当归六黄汤，该方出自《兰室秘藏》，以苦寒的黄芩、黄连、黄柏分入上、中、下三焦，清泄虚火，但笔者认为这三味不只是用于清热泻火，还取其苦寒降泄之性味用于调气化，苦味坚阴，又能通泄，使虚火不复冲逆。生地、熟地厚味填精，所谓"精不足者，补之以味"，肾精充足，下元才稳固。经过此例，笔者亦常用当归六黄汤治此类病证，随证合用二至丸、百合地黄汤、甘麦大枣汤等，确有收效。笔者还留意到，某医生甚至把当归六黄汤当作治疗更年期发热的套方，辨病使用。但笔者以为，重点参考之时，还是应当结合辨证论治。

八、误于蜈蚣走窜

治一老年患者，全身多处疮疡，色红，有溃破，瘙痒甚，皮损处发烫，先予清热解毒，效果不显，后加用蜈蚣、苦参，服后患者诉疮疡反而发得更多。究其原因，恐为蜈蚣辛温助火、苦参苦寒化燥所致，但应以前者为主，故去两药，后续无果。

●**反思**：此病明显是血分热毒，用蜈蚣是因为观其皮损处有硬结，以为用之通络散结，但却没全面考虑到蜈蚣辛温走窜，对血分火毒者应慎用。张景岳云："先避其害，后用其利，一味不投，众善俱弃。"

九、重坠降逆无效，误于药过病所

2014 年 11 月 25 日，治一胃胀打嗝患者，用半夏泻心汤无效；二诊合旋覆代赭石汤，代赭石用 30g；三诊，打嗝未愈，反增肛门坠胀。可见刘渡舟教授所说，代赭石重用走下焦，其言不虚，直趋下焦，中焦自不受药。

●**按**：刘渡舟先生那个关于"代赫石过重直趋下焦"的病案笔者早年就拜读过，也曾引以为戒，但仍未能予以足够重视，以致有此失误。用药时，也原本打算轻用走中上焦，但袋装免煎颗粒不便于拆分调整剂量，笔者也未强求，果然未能侥幸。

十、误于气化方向不明

治冯某，女，61 岁。腹胀，头昏，乏力。舌淡，脉沉弱。辨为虚性腹胀，予人参厚朴半夏生姜汤：

太子参 15g，半夏 18g，厚朴 20g，茯苓 25g，砂仁 10g，炒白术 12g，木香 12g，2 剂。

患者服药一天即来复诊，述服上方，腹胀未减，头昏突然加重，心悸心慌，气短难续，乏力欲倒。看起来患者极其虚弱。分析原因，可能与方中下气药有关。脉沉弱而腹胀，以腹胀为主症，用人参半夏厚朴汤看似没错，但脉沉弱兼头昏，是中气下陷的表现，用下气方药会加重病情，是气化方向判断失误。二诊从补中益气汤升补中气进行补救。这里有两个地方值得思考：

①辨证为气虚应该没错，气虚推动无力而腹胀，用人参半夏厚朴汤也应该有效，这是以腹胀为主诉，围绕腹胀进行辨证。但是，这例患者很可能会以头昏为主诉就诊，而舌脉却不会变，那么方药就绝不会用人参半夏厚朴汤。所以我们要思考患者主诉的意义，当然患者怎样说并不是重点，这里主要指医者对主诉的态度和判断。

②同样是气虚，腹胀和头昏的用药是不一样的，虽然大法都是补气，但方向完全相反，结果完全不同。气虚而头昏，很可能是气陷不举，用治气虚腹胀的人参半夏厚朴汤就会加重，因为虽然该方有补气的人参，但半夏、厚朴均是下气药。所以辨正气虚实后，还应辨气机运动的方向。

该患者二诊服补中益气汤后，立即得到缓解；三诊时，心悸心慌、气短等症状完全消除，精神饱满，一如常人。

十一、湿热用苦寒

2013 年 6 月 5 日，治一人，舌苔黄厚腻，按常法予芳香化湿，或加燥湿药如草果、苍术等，久治少效，特别是草果，笔者体会本是化湿浊、消腻苔最得力者，但用后毫无变化。后来患者自述服菊花、金银花等，舌苔反而见退，遂于原方中加苦寒药，如栀子、黄柏、黄芩、黄连等，舌苔果见消退。

●**反思：** 这例病案虽然最终见效，但仍作失验看，因并非笔者之功，亦且笔者自忖尚没有掌握这种用法。笔者曾作过如下思考：湿热类病证，当分消湿热，或渗利，湿去热孤，或调气，气化湿化，或芳化，或燥化，此类病证应少用或慎用苦寒清热，恐其降泄气机，凉遏湿邪，这是温病学家强调的治湿要点。但此例加重苦寒药反见病减，可知，治湿热绝非禁用苦寒，而应当灵活权变，先其所因，若热邪内炽，蒸腾体液而为湿，湿因热生，清热则气平湿退，那么清热即是除湿之根本治法，这与热因湿生，化湿则邪热自透，其标本先后，因果关系不同。上述认识看似颇通，但仍未切中肯綮，并显勉强。裘沛然先生在其著作《壶天散墨》中讲到过类似经历，很多明显寒饮为病者，宣降肺气，温肺化饮，通阳散寒等正规治法毫无效果，用大剂清热药石膏、生地、黄芩等，却能奏功。先生行医半个世纪，体会到："治疗疾病，既要不离于法，又要不拘于法，因为医理很难明而用法每可变，只有懂得法无常法和常法非法这个深刻的道理，才能真正掌握中医治病方的真髓。"只是常法易循，变法无方，是知医道难，而有"瘦因吟过万山归"之慨叹。

十二、误虚为实

2014 年 9 月 26 日，治一女性患者，西医诊断为肾炎，证见头面浮肿，下肢水肿，小便不利，小腹胀而尿意频，尿量少，失眠，其人面白无华，舌脉忘。予五苓散加麻黄、防风、乌药、桑寄生等，服后水肿反重，且出现耳鸣等。后换一医，予大量补药，方中用党参、白术、黄芪、熟地、山茱萸，以及枣仁、五味子、益智仁等安神药，全部用上，看似法度不严，但效果却很好。

●**反思**：此案虽然舌脉记录失详，从治疗效果反推，此证当为虚证，而笔者诊断为水湿壅盛，五苓散化气调水，麻黄、防风宣肺利水，用于正气不虚的实证尚可，用于虚证就犯虚虚实实之诫，故服之反重，麻黄、防风有散气耗气之失。出现耳鸣，则恐因渗利太过，特别是其中泽泻，依稀记得用到 20g，对于虚证有下气伤肾之误，不可只看到泽泻利水的功效。关于泽泻这一特性，笔者有数次体会。

十三、误寒为热

2014 年 10 月 29 日，治一鼻炎患者，知素体气虚，舌尖略红，脉象沉弱无力，其病向来以补气法治，效果较好，若患鼻塞流涕，均以苍耳辛夷散合参芪，或合麻黄附子细辛汤，服之即愈。今次匆忙间，望其舌尖红，在苍耳辛夷散中加黄芩，服后反重，去黄芩则向愈。

●**反思**：虚人慎用苦寒，脉象所示诚不为虚，要注意的是，色红未必是热。记得某次我不知为何念叨"色红主热，色白主寒"，旁边家人听后立时反驳道："冻疮也是红的呀，总不能说冻疮也是热吧？"很受启发。色红原本也细分很多种，色红也未必主热，局部有热也未必用清。后来在临证中发现确实如此。比如风寒咳嗽，时间稍久咽喉都是红的，这是咳嗽造成的，不能按清热治。还有，很多胃病患者，通过胃镜可以看到胃黏膜充血糜烂，但有很多是小建中汤证、香砂六君子汤证、砂半理中汤证等，未必都是主热。也曾见过30年之久的臁疮，创面大，色红流脓，但脉沉弱，也只能扶助正气，托里透脓，不可以清热解毒为主。

十四、失于官方医院，成于民间方术

代某，男，11岁。震颤。患者初起症见手足抖动，以上肢为甚，继而上肢大幅度摆动，时有僵直，随情绪波动，易激动、易怒，在多家著名大型医院专家就诊，疑似多发性抽动症？小儿舞蹈症？诊断不明确，治疗效差。舌淡红苔薄略腻，脉弦软缓。

2017年10月23日初诊，辨为风痰上扰，方用半夏白术天麻汤合天麻钩藤饮，3剂。笔者用上方，是因为曾以此方法治愈2例类似患儿，这2例表现为不自主摇头，兼见眨眼、吐舌、挤眉，认为此病与前例病机相同，但连续三诊，收效不显。从患儿母亲录制的视频可以看到患儿前臂摇摆甩动，时有屈伸，意识如常。第四诊，分析这几例患者的区别，虽然都是身体摇摆，但是前2例是头摇摆为主，症状都在头面，这一例是上肢甩动；头为诸阳之会，唯风可到，用平肝息风、化痰通络收效，这一例病四肢，而阴经阳经气在四肢末端交汇，病在四肢，可以考虑阴阳失交，风气内动，故予乌梅丸加敛风药，如牡蛎等。五诊，略有缓解，但不理想，仍续用乌梅丸。六诊用小续命汤，七诊发觉效果不如五诊，并新增下肢抽动，故七诊仍用乌梅丸加味，加木瓜。八诊，下肢抽动消除，但手臂仍然甩动摇摆，陆续再诊数次，似或有小效，但都不甚理想，直到11月29日诊后，患者未再来诊。

大约2个月后，患者母亲来我处就诊，询问近况，才知道以下经过。

患者又到数家医院诊治，仍然无果，最后辗转到一处口碑甚好的民间草医，医者云："寒湿入络。"并许以服药40天当愈。遵医嘱，连服40天，果然都没再犯。我问及方药，她告诉我，这位老医生所用药材从采摘、筛选、晾晒，到简单炮制，均亲力亲为，可能不少药物都是寻常方书所不常见者，无法知其详情，只听说到其中一味是黑斑竹。

●**反思**：该案患者后续情况怎样，是否反复，不得而知，但至少在那位民间医生处得到很大缓解，这是正规官方医院——据患者母亲说，求诊医院十数家，包括重庆、成都、上海的名院名医，都没取得的效果，如果不承认事实，或者认为是偶然幸中，那就是自欺欺人；或者以为民间疗法粗陋，有失科学规范，难登大雅之堂，那就是肤浅，实际上类似的例子并不少见。民间有很多我们不知道的神奇疗法，笔者偶尔会听老人们说起种种轶事，怎奈年月已久，无人继承，大好方术就此失传。

医话篇

一、补中益气汤的脉

补中益气汤是一张临床常用方，出自李东垣《内外伤辨惑论》，《脾胃论》与《医学发明》也有论及，原文不赘，本文从脉象谈谈笔者的体会。

首先要说的是补中益气汤的主治范围，东垣用于饮食劳倦，阴火上乘，此方遵"劳者温之，损者温之"之旨，补其中，升其阳，甘寒以泻其火，即甘温除大热。然而，阴火之说，笔者体会不多，理解不深，仅限于认识到这种发热属虚，不是火热炽盛，不可苦寒直折；不是阴虚火旺，不可滋阴降火；不是虚阳浮越，不可引火归原；也不大像"火郁发之"之治。对补中益气汤，笔者时常用于气虚下陷的各种病证，如胃下垂、子宫脱垂、直肠脱出等各种脏器下垂，该方用于此类疾病，属气虚下陷的证型，是经得起检验和重复的。但是要清醒地认识到，并不是所有西医诊断的脏器下垂，都是中医学的气虚下陷，不能把脏器下垂想当然地等同于气虚下陷、升举无力，脏器下垂只是一个结果和现象，气虚不举是病机，但却只是众多因素的其中之一。笔者在 2015 年 10 月 15 日的笔记中，记录了这样一个例子：

某妇，西医诊断为胃下垂，证见胃胀、打嗝，辨为中焦寒热错杂，脾胃升降紊乱，予半夏泻心汤加厚朴，服之疗效颇好。后患者听人说胃下垂要服补中益气丸升提胃脏，想当然地认为陷者举之，孰料服后病反加剧，再服半夏泻心汤方愈。

●**体会**：中医学中的陷者举之，是指病机上的气虚下陷，而不是证候表现上的下垂、坠陷等，若证候表现为下陷，但病机为实，不可用升补法。

可见，补中益气汤之治气虚下陷是指病机而言，不是证候表现，其辨证眼目是脉象，这是人体气化升降出入最直接和最真实的反映，在此病机和脉象下，其主治范围远远不止各种脏器下垂，表里、内外、上下，脏腑、形体、官窍，各种病证都有用到补中益气汤的可能，但未必一定会出现少气懒言、神疲乏力等典型气虚见证，反之，即使出现少气懒言、神疲乏力等症，但脉若不虚，也未必可用补中益气汤。笔者对补中益气汤的用法主要遵从脉象，认为症状表现可以纷繁多变，脉象却有一定之体。

补中益气汤的脉要注意以下几点：

1. 脉弱

李东垣在《内外伤辨惑论》提到"脉洪大"，在《脾胃论》提到"脉洪"，在《医学发明》也提到"脉洪大""脉洪"，补中益气汤在东垣诸书中，以治饮食劳倦、阴火上冲为主，脉"洪"应是阴火的表现，"洪"虽滔滔满指，但来盛去衰，内伤虚损已见端倪。至于大脉，笔者在很长一段时间都体会不深，后来某日，在思考弦脉时，突然想到，所谓大，是大而无制，气失内敛，表现在脉象上就是，脉体边界模糊不清，脉体显得大而散，这一点对比边界清晰的弦脉就比较容易理解。弦脉如长竿，如琴弦，脉体管壁的边界在指下非常容易触及；大脉则相反，脉气散漫无形，推揉找寻，没有脉道管壁的清晰界限。弦脉主气郁于内，大脉则主气散于外，故大则病进，大则气虚。然而，以上只是理论上的探讨，笔者说过，对阴火的机理并不十分明了，对补中益气汤更多的是用于气虚下陷的病证，因此，如何在"脉洪"或"脉洪大"的脉象下运用补中益气汤并无太多体会，笔者所遵循的脉象是脉弱，按之力不足，寻之不满位。

2. 寸脉弱于关、尺

寸、关、尺的脉气体现了元气的升降运动，也是元气在上、中、下位置的分布状态。补中益气汤升阳举陷，从气机运动看，是气陷于下；从元气分布对比看，相对来说是下实上虚，所以应以寸脉弱于关、尺为是，反之，关、尺脉弱于寸脉，尤其是尺脉微弱，则要慎用补中益气汤。门纯德先生曾言，补中益气汤并非所有气虚证都适合，尤其是尺脉弱者尤不宜。补中益气汤升举中气，尺脉弱乃肾气不足，根本虚弱，蒸腾无力，中气虽见虚状，本非中虚，实乃下焦动气不足，此时用补中益气汤升散，非但治不得法，反会更虚其下。

2011 年 11 月 14 日，一女患者来诊，该患者 56 岁，长期在我处诊治，知其素体肾阳不足，平时畏寒，易外感，脉长期沉弱。近日听人推荐，自购补中益气丸服用以增强免疫力，结果不但没有振奋精神，反更出现气虚乏力，腰痛，小腹坠胀，小便便意频繁却溲出甚少等症，我嘱其停服补中益气丸，未予处方。2天诸症消失。听该患者讲述，她还好心地把补中益气丸介绍给另一人服用。我没亲见此患者，也不清楚舌脉如何，听转述，该患者女，80岁，不知何故，长期服用清热利尿药，经服补中益气丸后，竟也出现气虚、腰痛等上述相同情况。

《医宗金鉴·删补名医方论》曰："此为清阳下陷者言之，非为下虚而清阳不升者言之也。倘人之两尺虚微者，或者肾中水竭，或者命门火衰，若再一升提，则如大木将摇而拔其本也。"至诚之言也。

3. 右脉弱于左脉

笔者强调右脉弱于左脉，首先是源于临床所见。

何某，女，60岁。病眩晕眼花，于2015年9月10日初诊，予天麻、半夏、泽泻、石决明、菊花、白芷、蒺藜等，3剂，无效。

9月14日二诊：从瘀血论治，予桂枝茯苓丸加天麻、蒺藜、川芎等，3剂，仍无效。

9月17日三诊：细诊其脉，右关尺尚可，但寸部不满，重按无力；左关脉沉，但滑有力，略数。以脉论之，脾虚下陷，兼肝热郁冲，清气虚而不升，痰热郁而上逆，眩晕是两者共同所致，看似升降相反，但确实同时存在。予：

黄芪30g，党参10g，白术20g，茯苓20g，天麻20g，刺蒺藜

20g，升麻 6g，柴胡 6g，当归 10g，川芎 6g，半夏 9g，3 剂。

9 月 21 日四诊：述眩晕十去八九，续进。

印象较深的还有一例，也是眩晕，右脉沉弱，寸部不满，左脉弦滑略数，先予补中益气汤不效，复予天麻钩藤饮仍不效，后来两方合用而愈。这例病案似乎还在上述病例之前，从那时起，我便开始留意这种病机升降相反的情况，发现并不少见。临床证候复杂多变，寒热可以兼见，升降可以并存，实事求是，观其脉证，解放思想，放开手脚，可从中进一步认识补中益气汤的脉象。

李东垣著作中，几处妙论补中益气汤，均引用了《素问·经脉别论》这段名言："饮入于胃，游溢精气，上输于脾，脾气散精；上归于肺，通调水道；下输膀胱，水精四布，五经并行，合于四时五脏阴阳，揆度以为常也。"众所周知，这段话论述的是人体内津液生成、转输、敷布、排泄的过程，李东垣却把它作为升阳举陷的补中益气汤的理论指导，很有意思，也值得深究。我们知道，气为津血之帅，津液的运行是以气化为导向，经文本论津液运行，实应看到背后的气化推动，所以我们看到的是：首先，胃气散津。这里再次强调，胃不只是主通降、传化物，相反，胃最主要的和最首要的功能，是作为水谷之海，六腑之大源，散气溢津，并上输于脾，故胃以升散为前提，否则后续的脾散精、肺通调都无从谈起。所以，东垣说："脾胃一虚，肺气先绝……胃中清气在下，必加升麻、柴胡以引之，引黄芪、甘草甘温之气味上升，能补卫气之散解，而实其表也。"这和我们以为的升麻升脾气、柴胡升肝气不同，整个补中益气汤的理论，说的都是胃散溢津气，上达于脾，再上归于肺，阐述的是胃、脾、肺的上行气化，胃、脾、肺脉气应于右，气化上行如何，则宜寸、关、尺上下对比。

所以，笔者的看法是，补中益气汤的脉应是右寸脉虚，弱于关、尺。

二、葛根芩连汤条文辨析及临证体会

《伤寒论》34 条："太阳病，桂枝证，医反下之，利遂不止，脉促者，表未解也，喘而汗出者，葛根黄芩黄连汤主之。"论中葛根芩连汤只此一条，但该方在临证中却极为常用，略陈管见如下。

1."表未解"探疑

本条的难点之一是对"表未解"的认识，较主流的观点是，太阳病未罢，阳明里热已生。如《伤寒论讲义》云："此太阳、阳明两解表里之变法也。"[1] 唐容川云："此一节是伤风，风在肌肉，阳明所司之界，本能翕翕发热，若误下之，则热邪内陷，为协热下利，与上节（葛根汤）之必自利者不同……此太阳阳明协热下利之

[1] 李培生.伤寒论讲义.上海：上海科学技术出版社，1985.

证。"也有部分医家认为"表未解"是指阳明之表，如陆九芝云：
"阳明之有葛根芩连汤，犹太阳之有大青龙、少阳之有小柴胡也。
太阳以麻黄解表，石膏清里；少阳以柴胡解表，黄芩清里；阳明则
以葛根解表，芩连清里。"谓此方为邪入阳明，表里双解之剂。也
有以解表笼统论之者，如徐大椿云："因表未解，故用葛根；因喘
而利，故用芩、连之苦以泄之坚之。"还有医家从版本源流考证，
认为"表未解"不是正文，如冉雪峰据康平古本曰："其'脉促者，
表未解也'七字，为利遂不止侧面小字旁注。"[1]笔者认为，不论
是正文还是旁注，既然提到"表未解"，就不能忽略，"表未解"的
认识涉及葛根芩连汤方证的理解，确有细究之必要，而厘清"表
证"概念是其入手处。

2. 阳明表证

《中医诊断学》云："表里是一个相对概念。如躯壳和脏腑相对
言，躯壳为表，脏腑为里；脏与腑相对而言，腑属表，脏属里……
狭义的表，指身体的皮毛、肤腠、经络。"[2]可知，"表"的概念
要点有二：其一，与"里"相对而言，参照对象不同，"表"具体
所指不同；其二，就具体部位而言，"表"是躯体表层的皮毛、肌
肉、腠理、经络等的统称。《伤寒论》中，一般以太阳主表笼统概

---

［1］冉雪峰. 冉雪峰医著全集. 北京：京华出版社，2004.

［2］邓铁涛. 中医诊断学. 上海：上海科学技术出版社，1984.

之，如《伤寒论讲义》云："一般太阳属表，其余各经病变属里。"太阳主表毋庸置疑，但表证绝非太阳病独具，近贤裴永清先生就明确指出："论中所论'表''里'，在不同条文中所指不一，如49、91、92、139、285、317、372等条，其'表'指太阳，104条'表'是少阳。"[1]可谓独具卓识。

病位是病证的物质结构基础，《增订通俗伤寒论》指出："太阳经主皮毛，阳明经主肌肉，少阳经主腠理。"可知太阳、阳明、少阳均有表证，从而为表证分经论治指明方向。结合32条："太阳与阳明合病者，必自下利，葛根汤主之。"及33条："太阳与阳明合病者，不下利，但呕者，葛根加半夏汤主之。"葛根汤内除葛根外，麻黄、桂枝、芍药、生姜、大枣、甘草皆是太阳病用方，治阳明者显然是葛根，同时可以反证，葛根亦并非兼入太阳、阳明两经，而是专入阳明之药，否则便无须麻黄、桂枝。张石顽曰："葛根属阳明，能鼓舞胃中清阳之气……乃阳明经之专药……发散解肌，开胃止渴……"《医方考》云："肌属阳明，故用葛根以解肌。"陆九芝云："阳明之葛根，即太阳之桂枝也，所以达表也。"

34条葛根芩连汤证虽然有"太阳病，桂枝证，医反下之"的误治，但后文的"表未解"之"表"却是统称，两者并没有必然的对应关系，不能就此认定"表未解"是太阳病表证，而非阳明表证或少阳表证，以方测证，若果为太阳表证未罢，则仍当用桂枝以

---

[1] 裴永清.伤寒论临床应用五十论.北京：学苑出版社，1995.

解太阳之表而非葛根，如桂枝人参汤，或曰病及阳明里热，然《伤寒论》中亦未尝没有大青龙汤、白虎桂枝汤的用法，可见，此时的表证已非桂枝可解的太阳表证。因此，笔者认为，葛根芩连汤条中，"表未解"是指阳明表证未解，气机怫郁，化热入里，阳明之里，胃肠也，郁热不从外解，必然内迫，胃肠中津液因而下注成"利遂不止"。主药葛根，清热升津，既外解阳明之表，勿使怫郁，又升发胃肠津液，勿使下走。但在临证中，表证并不常见，运用葛根芩连汤治下利不拘于是否有表证，唯胃肠里热迫津下注是其病机要点。

3. "喘而汗出"

"喘而汗出"为里热内迫，肺气壅盛，注家分歧不大，但临证中体会，属葛根芩连汤证的气喘所见不多，笔者屡用该方，兼喘者仅见一例，故认为不是必见证候。

4. 临证体会

葛根芩连汤证的病机是胃肠邪热迫津下注，其下利，应有大便溏黏，肛门灼热，或伴见腹胀，口干口苦，小便黄赤，舌红苔黄腻，脉滑数等。但临证中变化繁复，尤其是病程较长的患者，更多的是寒热虚实错杂的非典型证候，故单用者少，加减者多，既可与经方合用，如理中汤、白头翁汤、黄芩汤等，亦可与时方接轨，如补中益气汤、芍药汤、痛泻要方、金铃子散等，举例如下：

（1）与理中汤合方

此为阳明湿热下注合病太阴脾虚，常见于病情反复不愈，迁延日久的患者，辨证要点在于从众多湿热见证中看到脾阳气不足的表现，如肛门虽灼热，但便有黏液；大便虽溏黏，但有完谷；口中虽干渴，但不能饮冷；舌苔虽黄腻，但舌质周边胖嫩；脉虽滑数，但重按无力等，治以葛根芩连汤为主，辅以理中汤。相反，若在一派脾阳虚见证中，有一二处湿热下注表现，如腹泻日久，但肛门灼热，舌质淡胖，但舌苔黄腻等，则可在理中汤中合葛根芩连汤。

病案举例

魏某，女，50岁。2012年6月18初诊：腹胀，时腹痛，便溏，有完谷，肛门坠胀灼热，舌淡红苔薄黄腻，脉右沉无力，重按略弦滑，左沉滑。病已半年余，服西药略减，旋即反复。予葛根芩连汤合理中汤、金铃子散，去黄芩，加白头翁、车前子，2剂。

二诊：自云病减大半，续进2剂巩固。

●**体会**：便溏腹胀，病程较长，证属湿热下注，用葛根芩连汤为主，一见有脾气虚的证候，如脉虚，或舌淡有齿痕胖嫩，或便中完谷等，不论表现多细微，就有合用理中汤之机。

（2）与补中益气汤合方

湿热下注与中气下陷常合而致病，病属虚实夹杂，所谓独处藏奸，辨证当于气虚中辨邪实，或于邪实中辨气虚。中气下陷者，除少气懒言等气虚见证外，必有寸脉沉弱不起，此为辨证眼目，湿热下注则有肛门灼热，舌苔黄腻等依据，两者又均可见小腹或肛门坠胀，区别在于：湿热下注之坠胀，便后可减；中气下陷之坠胀，便后不减，且可能加重，临证实践中，两者常兼而有之，孰主孰次，孰标孰本，当于舌脉中求之。

病案举例

杨某，女，42岁。2013年1月28日初诊：便溏不爽，腹部坠胀略痛，舌淡苔微黄不厚，脉沉弱寸关尤甚。予葛根芩连汤合理中汤2剂，无效，且腹中坠胀略有加重，大便欲出不出，极其难受。

二诊从寸关脉沉弱用方，予补中益气汤原方，辅以小剂葛根芩连汤，2剂。

三诊：病证大减，腹部坠胀消失，寸关脉略起。

●**体会**：此例用方，全从脉象入手，脉沉弱兼见便溏不爽，舌苔微黄腻，是中气下陷兼轻微湿热下注，故以补中益气为主，略佐葛根芩连。

三、亲历止嗽散

1. 初识止嗽散

大约是2003年的时候，笔者偶感风寒，后遗咳嗽，咽痒则咳，无痰，咳而不能自止，由于煎药不便，先服抗生素一周，病情不退反进，咽喉突如其来地发痒，像羽毛拨弄，胸腹部气息上冲，说咳就咳，没有10多分钟根本停不下来，回想起来，那时基本上整天都在咳嗽，已经在一定程度上影响到工作、生活，不得已处方止嗽散煎服，现在已经不记得为什么要用此方而不是其他方。效果是，半小时后，咽喉发痒完全消除，咽喉处曾似毛发附着，服药后有一扫而光的平缓舒畅，未用平冲降逆药，却已无气息翻涌，我也颇觉意外，为了体会效验，好几次故意作势欲咳，甚至用手指挤捏咽喉，但从胸腔至咽喉始终波澜不惊，说不咳就不咳。类似体会，在2007年时又亲历了一次，症状不如前次重，同样未尽剂而愈，我刻意计算了时间，从服药到起效，约一个半小时，那时周围还有其他两人也咳，只是较轻浅，顺带喝上几口，也很快就不咳了。这两次经历，让我对止嗽散偏爱有加，成了我治咳主方，在长期的临证实践中，它也确实经得起考验。然而，经验是把双刃剑，好处不用多说，坏处是——当然，问题不在经验本身，而在运用经验的人，医者可能因此思维定式乃至僵化，陷进套路，落入窠臼，临证不再辨证，不再分析，弊病会逐渐显现出来，一张处方岂能通治所有咳嗽？！

2. 再识止嗽散

止嗽散出自程钟龄《医学心悟》，由桔梗、荆芥、紫菀、百部、白前、甘草、陈皮等组成，是程氏紧扣肺脏"其体若钟，非叩不鸣"以及"肺为娇脏，不耐寒热"的生理特性，苦心揣摩而得："肺为娇脏，攻击之剂既不任受，而外住皮毛，最易受邪，不行表散则邪气留连而不解……"所以止嗽散的特点和优势是平中见奇："本方温润和平，不寒不热，既无攻击过当之虞，大有启门驱贼之势。"这也是它应用范围极广，深受医者喜爱的原因。但凡事当一分为二，面对偏性显著的病证，四平八稳未必胜任。笔者的体会是，该方用于咽痒咳嗽，少痰者最好，这种咳嗽多见于感冒后期，或其他证候不突出的情况，若感冒初期，恶寒、身强等表卫症状明显，则其散寒力便嫌不足；若喉中哮鸣，痰饮壅盛，则其难奏化痰逐饮之功；若气虚不能自主，则无补虚益气；若热盛气火扇动，则乏清热降火。所以，不是所有咳嗽都可用止嗽散解决，就算用止嗽散，也须加减变化，取其平和无过之长处，通过化裁使之棱角锋锐，赋予更强的针对性。笔者的体会是，咽痒甚，加牛蒡子、木蝴蝶、蝉蜕；恶寒、脉紧加苏叶、麻黄，或合三拗汤；痰饮壅盛，脉滑，合二陈汤、三子养亲汤、苓甘姜辛五味汤，或者径用小青龙汤、射干麻黄汤；脉弱，尤其是右寸沉弱，减荆芥、桔梗，加党参、白果、五味子；右寸滑数，加鱼腥草、桑白皮、枇杷叶、射干；口苦，左脉滑数有力，加黄芩。口干舌燥，结合时令，如在夏季，加石膏、天花粉；在秋季，加桑叶、麦冬、沙参，或合桑杏汤。

3. 医案举例

案例一，2011年12月12日，治本院某护士女儿，9岁，咳嗽一月，未见患者，结合时令，予止嗽散加减：

麻黄 12g，半夏 15g，陈皮 12g，前胡 12g，白前 20g，紫菀 20g，白果 12g，百部 20g，冬花 12g。

一服效，1 剂愈。

案例二，2012 年 2 月 28 日，治本院某职工之子，不满周岁，咳嗽一周，呛咳不已，予止嗽散加太子参、白果、冬花等，服一次，不到 2 小时，咳止未复。

案例三，2012 年 9 月 24 日，治蔡某，女，53 岁，咽痒则咳，少痰，病半月，因电话联系，舌脉不详，但平素脉象乏力。

桔梗 15g，杏仁 15g，前胡 18g，荆芥 12g，白前 18g，牛蒡子 15g，百部 18g，紫菀 15g，枇杷叶 18g，陈皮 12g，桑叶 18g，白果 12g。

1 剂即愈。

四、桂枝茯苓丸临证体会

桂枝茯苓丸出自《金匮要略·妇人妊娠病脉证并治》，功能活血化瘀，消癥散结，原文用治妇人癥病下血，临床上广泛用于子宫肌瘤、息肉、卵巢囊肿、盆腔炎等属气血瘀结者，但要根据具体情况做加减，寒重加艾叶、炮姜，甚至附片等；痰盛加白芥子、南星、丝瓜络等；热盛加蒲公英、忍冬藤、连翘等；湿重合五苓散、四妙散等；病位在下加川牛膝、独活、泽泻等为引；病位在上，如乳腺增生、囊肿，多合小柴胡汤、金铃子散、柴胡疏肝散等。笔者翻看平时记录，发现妇科囊肿，以桂枝茯苓丸为主方，疗效较快，有 5 剂而愈的案例，肌瘤则要慢一点，遗憾的是没留超声检查为证，以下几例则是留有检查为证的医案。

案一，万某，女，36 岁。2016 年 7 月 6 日查彩超，左侧附件 4.9cm×4.3cm×4.1cm 囊性包块，予桂枝茯苓加减，服药 8 剂；7 月 15 日复查彩超，囊性包块完全消除。方药如下：

柴胡 12g，枳实 6g，桂枝 12g，桃仁 10g，丹皮 10g，赤芍 10g，土茯苓 30g，香附 10g，川楝子 10g，乌药 10g，元胡 20g，三棱 10g，苡仁 30g，姜黄 6g。

案二，张某，女，23 岁。2017 年 11 月 1 日彩超示，左侧附件可见一无回声区，范围：58mm×50mm，性质待定。以下方加减治疗：

桂枝 15g，白术 15g，茯苓 25g，桃仁 12g，赤芍 12g，丹皮 12g，猪苓 12g，泽泻 12g，三棱 12g，乌药 15g，艾叶 12g，香附 15g，姜黄 10g，川牛膝 15g，王不留行 15g，泽兰 20g。

11 月 20 日彩超示：左侧附件区探及范围 35mm×15mm 无回声区，考虑囊肿。

12 月 13 日，彩超示：右侧卵巢探及直径 12mm 无回声区，考虑卵泡，其余正常。

案三，2017 年 8 月治郭某，女，40 岁，宫颈囊肿 3cm×3cm，予桂枝茯苓丸合四逆散，加三棱、蒲公英等，服药12剂，复查，愈。

2015年2月治一9岁小儿，因时常感冒发烧，长期大量使用抗生素及输液，致扁桃体肥大数年，左侧三度，右侧二度，诸药无效。我先处以常规利咽散结的方药，效亦不佳，后用麻黄附子细辛汤合桂枝茯苓丸，效果立即显现出来，扁桃体减小，但相比正常仍大，最终还是没恢复。

有一段时间，我对桂枝茯苓丸、五苓散、小柴胡汤的合方特别感兴趣，认为这三方合用，可以调气、调血、调水，似乎无所不能。当然，这种先入为主的观点，悬药以待病，有悖辨证论治的精神，是不对的，但经过一番狂热的迷恋，再到冷静地分析后，发现桂枝茯苓丸的使用范围也确实不只是用于癥瘕固结、肿块痞硬，但凡气滞血瘀者均可，而于寒凝者最宜。

曾治一老者，病舌头肿胀，数月不愈，察舌体胖大紫暗，薄腻苔，是痰瘀互结，予桂枝茯苓丸合五苓散，渐愈。

2015年11月，治谢某，女，58岁，与配偶同房时，阴道干且痛甚，舌淡胖质嫩，脉沉。此例可资辨证的信息甚少，从调血调水治，予五苓散合桂枝茯苓丸，或加柴胡、乌药引经，白芍养液，或加艾叶、香附行气等。一诊即减，10余剂则痛止。

2015年2月治卢某，女，42岁。皮肤瘙痒，以下肢为甚，散在皮疹，反复数年不愈，先予习用的麻黄连翘赤小豆汤，加凉血药如紫草、丹皮、地骨皮，及祛风药如刺蒺藜、荆芥，除湿药地肤子、白鲜皮、徐长卿等，3剂。

复诊述基本无效，乃细察其舌脉，舌淡红胖大略嫩，少苔而润，上有散在褐黑色点，脉沉少力。见此舌脉，是何局势，心中已有计较，再询其月经，多血块，平素有带下，内裤可见分泌物。是水瘀互结之局。予下方：

桂枝12g，桃仁10g，赤芍10g，丹皮10g，土茯苓30g，苍术10g，猪苓10g，泽泻10g，泽兰20g，紫草18g，徐长卿10g，独活10g，2剂。

2天后复诊，述服上方病减近半，打嗝。原方去独活，加麻黄5g、荆芥10g、半夏9g、刺蒺藜20g，3剂。

3天后，因他病来诊，述服上药基本痊愈。

2015年12月治郭某，女，48岁。脱发4年，舌淡胖色暗，脉沉少力。先后予三仁汤、血府逐瘀汤、温胆汤等，均从活血化湿治，效果并不显著，在这其间，由于效果不佳，也曾考虑应用套法，即以首乌、女贞等养血生发，但总觉与舌脉病机不符，考虑再三，还是试用过一次，仍然无效，则坚决弃之，仍以辨证论治，而不再囿于死法，体质既为水湿瘀血，用五苓散合桂枝茯苓丸，加香附、麻黄，服3剂后，有明显改善，续用，渐愈。

笔者曾对比过另一活血化瘀名方血府逐瘀汤，这也是一张了不起的处方。除活血化瘀药外，血府逐瘀汤有桔梗、枳壳、柴胡调气机，有升有降；入血分的药则有川芎、川牛膝，同样有升有降；此外，当归、生地充养血脉，增液行舟。可见血府逐瘀汤绝不是把所有活血化瘀的药乌合杂凑，其调气行气，气化而血行，条理分明，层次井然。而桂枝茯苓丸中，调气的药看似不多，但桂枝一味，温阳通脉，温阳化气，化气行血，全身血脉无处不到，以一当十，且气滞、痰凝、血瘀、湿阻等有形之物胶着互结而成肿块，从病性来看，寒气凝滞是最应当高度重视的常见因素，所以，桂枝是不可替代的主药。即使有湿热蕴毒的表现，在清热解毒时，也应当全面考虑标本缓急，不可过用、滥用苦寒，以防一清到底而伤气化。

当然，桂枝茯苓丸绝不是百发百中，在笔者尚未收集到的病例中，无效者不在少数，特别是对恶性肿瘤的治疗，笔者成功经验更是不多，某些肿瘤疾病，可以做到缓解症状，延缓进程，提高生活质量，但比较难从根本上撼动原发病灶，个人感觉这是一种特殊的气化异变，只是单纯的辨证论治，以及寻常的活血化瘀方药，包括桂枝茯苓丸在内，恐怕是难以胜任的，除参考现代医学外，还应当在中医基础理论中深入研究，在理论上寻找突破，并重视专病专方、民间疗法、特效药物、特殊用法。

五、半表半里及和法

关于半表半里的概念，比较一致的看法是成无己在《注解伤寒论》注96条时明确提出来的："病有在表者，有在里者，有在表里之间者，此邪气在表里之间，谓之半表半里。"而《伤寒论》原文类似"半表半里"的表述只出现在148条："伤寒五六日，头汗出、微恶寒、手足冷、心下满、口不欲食、大便硬、脉细者，此为阳微结，必有表，复有里也；脉沉亦在里也，汗出为阳微。假令纯阴结，不得复有外证，悉入在里，此为半在里半在外也；脉虽沉紧，不得为少阴病，所以然者，阴不得有汗，今头汗出，故知非少阴也。可与小柴胡汤，若不了了者，得屎而解。"两相对比，不难看出，148条中"必有表，复有里也""此为半在里半在外也"，其实是指一半表证一半里证、表里同病的意思，与成氏"此邪气在表里之间，谓之半表半里"是有重大区别的。参阅成无己的其他相关注文，他在阐释这个知识点时，确实显得比较含混，但细读之下，笔者认为，他也是看到"表里之间"与"半表半里"之差别的。我们要注意，成无己明确提出"表里之间"谓之"半表半里"这一概念，是在注解第96条时，在99条、101条、104条、147条等条文注解中也明确出现了"表里之间"的说法，而在仲景唯一有"半表半里"类似表述的148条下，成注并没有出现"表里之间"的字眼，反而是认识到此条是表里同病，所以，笔者认为，他是认识到两者的差别的。然而，其含混之处在于，注解96条时，"半表半里"等同"表里之间"，而在注解148条时，仍以"半表半里"表达"表里同病"的病理，且148条注文本身也有不清不楚之处。试看：

注解96条时，成氏说："病有在表者，有在里者，有在表里之间者。此邪气在表里之间，谓之半表半里……邪在表则寒，邪在里则热，今邪在半表半里之间，未有定处，是以往来寒热也……"引文较长，从略，后面的内容都是从剖析 96 条的症状来说明此条病位既不在表，也不在里，而在表里之间。笔者认为，其论证未必充分，比如解释"嘿嘿者，邪方自表之里，不欲食者，邪在表里之间"就并不令人信服，但结论大义不谬，因为此条与后面的 148条"此半在里半在外也"之表里同病明显不同，看似表证却非表证，看似里证却非里证，而是在表里之间进退往复。从治法也可以得到旁证，"少阳不可发汗，发汗则谵语"，故知与太阳表证不同；"少阳不可吐下……吐下则悸而惊"，故知与阳明里证不同。主方小柴胡汤，虽可解表，但与麻桂解表机理不同；虽可清解，但也与白虎、承气有别，它作用于表里之间，不是一个表里双解的方剂，却有枢转之功，枢转表里内外，而收表里两治之效。

再看成无己对 148 条的注解："伤寒五六日，邪当传里之时，头汗出，微恶寒者，表仍未解也，手足冷，心下满……邪结于里也……此邪热虽传于里，然以外带表邪……"可见，成氏是认识到此条说的是表里同病，单就症状表现出的病位，是同时在表和里，而不是在表里之间这个位置。因此，在这条唯一出现类似"半表半里"的原文的注解中，成氏没有强调"表里之间"的意思，"半表半里"表达的就是"表里同病"，然而他却又在同一注条中说："与小柴胡汤，以除半表半里之邪。"这个"半表半里之邪"是"表里之间"还是"表里同病"，就显得很模糊。

综上所述，可以得出这样的结论并思考：

①仲景原文没有"半表半里"提法，李心机教授说："'半表半里'是成无几在《注解伤寒论》中解释第96条、第97条等若干条文时杜撰出来的。"[1]考辨原文，确实如此，96条成氏所注"表里之间"，更是《伤寒论》原文所没有的。

②148条所述"必有表，复有里也""此为半在里半在外也"，乃是"表里同病"，与"表里之间"截然不同，前者表达一种病势，或出于表，或入于里，或表里同见，而"表里之间"是一个具体的特定的部位。

③成无己对"表里之间"与"表里同病"未作区分，笼统称作"半表半里"，从对96条和148条注文来看，两者的区别他是有所认识的，但并不确切明晰，显得比较混乱。

④李心机教授反对"半表半里"的提法，更不赞同成无己"表里之间"一说。他阐释寒热往来时说："正邪纷争于'半在里，半在外'，互为进退。正胜邪退，邪退于'半在外'则发热恶寒；正退邪进，邪进于'半在里'则不恶寒，反发热。"这里就没有用表里枢机的概念解释寒热往来的病机，只用正邪相争来说明病证在表里两个病位间交替，因此病证表现为"半在里，半在外"，此处有两点需要注意：

一是在病位上，李心机教授指出："'必有表，复有里也'……

---

[1] 李心机. 伤寒论疑难解读. 北京：人民卫生出版社，2009.

属于既有表证，又有里证之类的证候……张仲景的'必有表，复有里也'是'亦表亦里'……成无己所谓'半表半里'则是'表里之间'，是'非表非里'。"这段话把几个概念表达得很清楚，在此主张下，寒热往来的病位就只能是一半表，一半里，也就是表里同病，但为什么发热恶寒会出现进退往复？要知道，并不是所有表里病证都出现寒热往来。笔者认为只是从正邪胜负来解释太笼统，因为由表入里、表里病证、发热恶寒都可以用正邪胜负这一放之四海皆准的理论来解释，它没有突出寒热往来的特异性。

二是病势上的进退往复，表现为或出于表，或入于里，而"寒热往来"之所以不用表里双解法，或者以合病、并病论治，最关键的地方就在于这样特殊的病势，它反映了"枢机""转轴"的病机特点，这不是"半在表，半在里"的病位可以表达的，包括148条，虽然仲景原文是："必有表，复有里。"这是单纯地从症状表现论病位，确是表里同病，但就病机而言，其病位却不在表和里，而在枢轴，成无己则用"表里之间"这个具体部位把枢机不利的病机表达出来："邪在表则寒，邪在里则热，今邪在半表半里之间，未有定处，是以往来寒热也。"所以，笔者认为，就病机论病位，成无己创"表里之间"一说对理解少阳病机大有裨益，它诚然如李心机教授所说的是"非表非里"，乍看之下好像与症状表现出来"必有表复有里"的病位无关，但就病机而言，恰恰正因为"非表非里"，才能从表里之间的枢轴看，否则就不容易理解病证为何会在表里间进退往复，但却与表里同病、合病，或并病不同，要知道只是用正邪相争是解释不了的。特别值得注意的是，148条给出的治法不是表里双解，也未按合病、并病论治，而是和96条一样仍主小柴胡汤，这是否说明，当病机为枢机不利时，半在表半在里、表里同病、表里之间，尽管叫法不同，但治法却一样？

⑤病在表里之间如96条，与表里同病如148条，主方皆是小柴胡汤，前一种情况用小柴胡汤很好理解，后一种情况需要思考的是，很显然，并不是所有表里同病都可用小柴胡汤治。那么小柴胡汤所治的表里同病又是怎样一种情况呢？我们首先注意一个问题，小柴胡汤最早且最多出现在太阳病篇，其次是阳明病篇，少阳病篇只有一条。但仔细分析太阳病篇及阳明病篇的小柴胡汤证，可知其所治已不是单纯的太阳病与阳明病了，以37条为例："太阳病，十日以去，脉浮细而嗜卧者，外已解也。设胸满胁痛者，与小柴胡汤。脉但浮者，与麻黄汤。"可见，当太阳病涉及少阳枢机不利时——以胸满胁痛为证，则予小柴胡汤，如果没有涉及少阳枢机，"脉但浮者"，仍作太阳治法。同样的，229条："阳明病，发潮热，大便溏，小便自可，胸胁满不去者，与小柴胡汤。"仍是病及少阳。所以，小柴胡汤出现在太阳病篇与阳明病篇，并非用治单纯典型的太阳病、阳明病，我们说小柴胡汤可以解表，可以通下，但不表示小柴胡汤就直接作用于太阳和阳明，太阳病篇和阳明病篇运用小柴胡汤乃是治其转属少阳之际，又或因少阳枢机不利所导致，譬如230条："阳明病，胁下硬满，不大便而呕，舌上白胎者，可与小柴胡汤，上焦得通，津液得下，胃气因和，身濈然汗出而解。"如此

种种，恰好说明少阳居中枢转之意，枢转不利，表里皆可为病，转动枢机，表里可治。

由上述可知，太阳病、阳明病转属或涉及少阳，并据此主用小柴胡汤的指针是"胸胁满痛"，那此病位意义为何？李心机教授在阐释97条时说："血弱气尽，营卫不固，故腠理疏开，而邪气由表深入，与正气相争，无奈正气已显不足，无力抗邪于表，故致使邪结胁下。正邪相持，互为进退……"这段话紧接下来的，正是我们上面引述的那段："正邪纷争于'半在里，半在外'……"前后互看，前面一段说邪结胁下，后一段说正邪纷争于'半在里，半在外'，前后关系一目了然，正是在这么一个具体病位，才出现在表里间进退往复的病势，病位与病势才高度统一，病机才显得和谐，不然就解释不了寒热往来、进退往复的特异性。李教授在阐释该条时，在后面还说道："邪结胁下，气机失调，上焦不通，故在上则胸胁胀满难忍，在下则痛。"能够导致病势在表里间进退往复的"邪结胁下"，是在表还是在里？在上还是在下？若既不在表也不在里，不在上也不在下，又关乎表里上下，那么究竟在哪里？这个病位该如何称谓，呼之欲出。

⑥在《医门初窥1》里，笔者提到，就六经病的病位而言，并非单纯指实体解剖部位，而是包含了病位、病性、病势等要素的综合概念，譬如"实则阳明，虚则太阴"，就不仅仅指具体病位。然而，病位作为生理病理具体的物质基础和载体是首先要确定下来

的，不能摇摆不定。以少阳为例，它要体现枢机的生理特性，则病位在表里之间是顺理成章的，而要判断是六经病中的哪一种，除具体病位外，还要结合其他要素综合考量，特别是气化开合枢，所以，并非所有半表半里证都是少阳病，或小柴胡汤证。譬如在《伤寒论》中，"邪结胁下""胸胁苦满"，作为小柴胡汤的主证之一，它指出了其半表半里（表里之间）的具体部位和枢机不利的病理，而在《金匮要略·痰饮咳嗽病脉证并治》中："留饮者，胁下痛引缺盆。"其病位也在胁下，但是其病理特征突出的是停饮留滞，不是枢机不利，故不称少阳病，也非小柴胡汤证。

⑦伤寒六经不等于脏腑经络之六经，这是得到公认的，故"半表半里"之"表里之间"不是经络循行部位，而是从气化开合枢的角度来看。表、里、半表半里（表里之间）作为气化流转的具体部位，是一个有机整体，元气在生理上有开合枢转的特性，临证中有各自病机及证候表现，治法上才有相应的要求。

⑧明乎"半表半里"之"表里之间"，生理特性是枢转机轴，则"和法"一说就显得不那么贴切了。但是从宋代朱肱提出："在表宜汗，在里宜下，半在里半在表宜和解。"成无己在《伤寒明理论》直接把小柴胡汤归属于和法："伤寒邪气在表者，以渍形以为汗；邪气在里者，必荡涤以为利；其于不外不内，半表半里，既非发汗之所宜，又非吐下之所对，是当和解则可矣。小柴胡为和解表里之剂也。"直到清代程国彭完全继承了这一思想："伤寒在

表者，可汗；在里者，可下；其在半表半里者，惟有和之一法焉。仲景用小柴胡汤加减是已。"《医学心悟》卷五中把和法与汗、吐、下、温、清、消、补并称"医门八法"。其实从源流看，"和法"论者不可谓不多，但一直都不甚明晰，到底什么是"和法"？若在"半表半里"为何不是表里双解？连提出"表里之间"这一理念的成无己竟然也是用一种类似排除法的方式确定"和法"。从医门八法看，汗、吐、下、温、清、消等法都是有明确针对性和指向性的具体治法，而"和法"更多的是表达一种"以和为利""和实生物"的思想和精神，以及中医治病的目的和宗旨，《景岳全书·和略》："和方之制，和其不和者也。凡病兼虚者，补而和之；兼滞者，行而和之；兼寒者，温而和之；兼热者，凉而和之，和之为义广矣。"换言之，何病不是失和？何法又非和法？泛泛其论，合称八法并不恰当。我们再看小柴胡汤，它是如何履行其"和解"之职的？随便举例，如上述37条，是提示当太阳病出现少阳枢机不利时，可以用小柴胡汤运转枢机，辅助太阳气机开宣，以治太阳表邪；229条、230条是说在阳明病中，有少阳枢机不利，如何用小柴胡汤运转枢机，达到气机通畅，津液敷布而解，针对性和指向性是明确的，均是枢转之意，何来"和解"之说。

最后要说的是，正如"开合枢"一样，"半表半里"不是仲景原话，《伤寒论》中没有这样的论述，但不妨当作解读大论的方法之一种，虽未必尽合《伤寒论》原意，却可以说源于《伤寒论》，或者说是从中得到的启示，凡有益临床，庶几无差。

六、消谷，风，六淫

2010 年 4 月 27 日，治章某，女，55 岁。消谷善饥，食量大，每晚需加餐 5 ~ 6 次，偶尔有轻微胃脘痞胀，大便正常，查血糖正常。前医从阴虚胃热治，用增液汤、清胃散，或用疏肝理气法，经治 4 月，病无起色。舌略红显紫色，苔黄腻略浊，脉弦滑数有力。辨从痰火夹瘀，予黄连温胆汤加味：

黄连 10g，半夏 20g，陈皮 15g，茯苓 30g，竹茹 12g，枳实 15g，乌梅 10g，胆南星 15g，菖蒲 12g，郁金 15g，丹皮 15g，三棱 10g，莪术 10g，2 剂。

4 月 28 日二诊：上方无效。予乌梅丸合甘麦大枣、百合地黄汤：

乌梅 15g，黄连 6g，黄芩 6g，黄柏 8g，党参 15g，干姜 6g，肉桂 5g，当归 15g，半夏 15g，百合 25g，浮小麦 30g，生地 15g，龙骨 30g，牡蛎 30g，2 剂。

4 月 30 日三诊：消谷易饥显著减轻，晚上加餐减至 1 ~ 2 次，舌苔浊腻稍减，脉象较前明显柔和平缓，弦滑之意大减。原方去生地、当归，加钩藤 30g、刺蒺藜 30g、郁金 15g，加强清热息风。渐愈。

同年 5 月 7 日，治杨某，男，38 岁。消谷易饥，神疲乏力，舌淡红苔白腻，脉沉弱无力。先从气虚湿盛辨治，予四君子、六君子、补中益气汤等方，效果不显，后从乌梅丸，2 剂显效：

乌梅 18g，黄连 6g，黄芩 6g，黄柏 8g，党参 15g，干姜 8g，肉桂 5g，当归 15g，半夏 15g，钩藤 30g，刺蒺藜 30g，龙骨 30g，牡蛎 30g，郁金 15g，丹皮 15g。

巧的是，5 月 18 日，笔者与一同行友人交流时，他说及正在治一消谷善饥的病人，诸法疗效不佳。笔者建议，加乌梅、钩藤、牡蛎试试。效果很快得到反馈，原方加用上述三药，友人形容"立竿见影"。在之后的临证实践中，笔者还遇到过不少此类病人，在辨证的基础上，参考此法，固然不是每例必效，但总体看，比较可靠，可备一法。

此处想谈一下的是笔者的思路。上述 2 例，从舌脉看，前者是痰火瘀结，后者气虚夹湿，最后却都参考了乌梅丸的用法，说来也属侥幸。笔者在诊治第一例时，正好读到《伤寒论》厥阴病篇，从提纲"消渴"二字，突然想到阳明病篇："阳明病，若能食，为中风；不能食，名伤寒。"这里的"能食"，不是指正常饮食，笔者把它和"不能食"同样看作是一种病态，是与"不能食"表现相反的进食亢进，即"消谷"。随食随饥，与"消渴"随饮随渴的共同点，都在一个"消"字，与口渴多饮不同，后者病机在热与燥，故饮水可解；前者病机在风，风性主动，风能胜湿，所以随饮随渴。从气化看，厥阴之上，风气主之，故厥阴篇提纲起句即言"消渴"，若风中于阳明，疾窜扇动，阳明亢奋，就可能导致消谷善饥。

说到消渴，自然会想到相关论述，特别是"三消"中的"中消"："渴而多饮为上消，消谷善饥为中消，渴而便数有膏为下消"。然而，对消渴的病机，包括"中消"，虽然从禀赋、饮食、情志、劳作等多方面认识，但历来强调的都是"阴虚燥热"，分析病理、推演病程、判断预后等，都立足于"阴虚为本，燥热为标"来进行。笔者以为，该病机可以解释"渴"，却显然没能透彻地阐明"消"，"消渴"为什么以"消"为特异性？笔者的看法是，当以"风气"为本，在"风气主之"之下，阴虚燥热恐怕都只能是"风"气为病的标象。要理解"风气"为什么能导致"消"，就要从风气的本质上看。中医基础理论这样描述风邪致病的特点：易袭阳位，风性趋上，主动，游走不定等，然而，这是对"风邪"的描述和说明，不是本体。

《素问·天元纪大论》："寒、暑、燥、湿、风、火，天之阴阳也，三阴三阳上奉之；木、火、土、金、水，地之阴阳也，生长化收藏下应之……厥阴之上，风气主之；少阴之上，热气主之；太阴之上，湿气主之；少阳之上，相火主之；阳明之上，燥气主之；太阳之上，寒气主之。所谓本也，是谓六元。"这是在天人合一、气化感应的基础上，推演四时气候变化与万物生长规律。所以，风、寒、湿、热、燥、火，本质上是六种气候，是万物生长发育的基本要素和必要条件，由天元一气所化。吴崑注曰："三阴三阳为标，寒、暑、燥、湿、风、火为本，一元析而为六，故曰六元。"在《医门初窥1》"阴阳不二篇"提到过，万物生长发育是以天地动态热平衡为主要内容的各种生长要素共同作用的结果，如果同一时间内吸收和放出的热量恰好相抵消，即处于热平衡，外在温度不发生变化，从表面看，也就是处于无寒热之分、无阴阳之别的混元一气状态，喻之以"邃初冥昧，元气氤氲"。这个开放的系统一旦因对外交流，吸收和放出热量不均匀，导致热平衡失去稳定，则出现温差变化，产生寒热之别，遂有阴阳之分，故说："太极动而生阳，静而生阴。"又云："一气屈伸而为阴阳动静。"故知，一元气是以热能为标志的生生之气，阴阳六气皆是一气之变化，张景岳云："六气谓本，三阴三阳谓标也。然此六者，皆天元一气所化，一分为六，故曰六元。"

从这个角度看六气，"寒""热""火"是对一元气热能含量的直接描述，实际上，"寒"是一个不存在的概念，就好比物理学上的"冷"，是对热能不足的表达。"燥"和"湿"是对一元气湿度的描述，"风"则是对一元气运动速度的描述，《庄子·齐物论》："夫大块噫气，其名为风。"成玄英疏："大块者，造物之名，亦自然之称也。"也就是说，"风"的本质是气机疾速流动，明乎此，则风性主动、易袭上位、游走不定、风能胜湿等机理就了然于心了。所谓六淫则是六气太过或不及，或非其时而有其气，最重要的是，它们最终导致人体患病，所以，六淫病因说，除了结合发病时令特点，更要取决机体的具体证候表现，然后通过审证求因，逆推回去，所谓"外邪感人，受本难知，发则可辨，因发知受"。正是由于机体的具体表现占有重要分量，故六淫病因说，不完全是外邪致病的理论，还具有很大程度上的取象比类之用。比较明显的表现就是，外感六淫之外，还有内生五邪的说法：内风、内寒、内湿、内燥、内火。证候表现相同，只是起因不同，显然就是借助外感六淫的致病特点，来对内生病证进行归类。譬如，我们治皮肤瘙痒一类的病证，习惯称祛风止痒，然而，笔者却认为，这类病证之所以用荆芥、防风、蝉蜕之类的祛风药有效，是因为这类药轻扬升举，药效部位在体表皮肤；其次，这类药辛散走窜，能通滞散瘀，透热于外，这两大特性恰好针对肌肤腠理经气瘀滞的病机，但我们通常把这病机归为"风"，把治疗也称为"祛风"，实际上是取象比类的结果。而真正的"风"，即气机疾速流动，也能导致皮肤病，如隐疹、风丹、风疹团等，笔者认为，这类病证纯用辛温祛风就无法达到预期效果，参考祝谌予先生之过敏煎：防风、银柴胡、乌梅、五味子，药虽4味，奥妙无穷，仔细体会，必有收获。摘录笔记一则如下：

2012 年 9 月 29 日

近几日治 2 例较顽固的皮肤瘙痒。其一，全身发风块云团，色红，遍布周身上下，痒甚。舌略红，脉弦细，病数年，时好时坏。予麻黄连翘赤小豆汤方法治，解卫郁，凉血热，2 剂无效。思之再三，觉得仍有血热，予血府逐瘀汤加疏风药，仍效果不显。从方法上看，似再无可从者，今日拟在凉血泻热、活血化瘀方中加乌梅，以为最后一搏。其二，病人全身发红疹，瘙痒难忍，遍布全身，夜重昼轻，发热则剧，疹点灼热，下肢略浮肿，汗多，经成都、重庆等专科医院久治不愈。舌略红苔黄腻，脉右浮取可得，沉按略数有力，左沉缓无力。前医用疏风清热药如生地、连翘、乌梢蛇、蝉蜕、地肤子、大风子、白鲜皮等，治之无效。今从凉血泻热治：丹皮 15g，紫草 25g，水牛角 30g，玄参 15g，地骨皮 15g，桑白皮 10g，赤小豆 30g，刺蒺藜 40g，荆芥 12g，防风 12g，乌梅 10g，2 剂。

2012 年 10 月 3 日星期三

上案第一例，药服 2 剂，效果显著，病证减轻十之七八，红色风块云团基本消除。查原方为：玄参 20g，生地 20g，丹皮 10g，赤芍 10g，桃仁 12g，红花 20g，银柴胡 24g，紫草 30g，枳壳 12g，白芍 10g，蝉退 10g，乌梅 10g，续进 2 剂。

2012 年 10 月 8 日，上例已愈，第二例仍未见反馈。

2012 年 10 月 9 日，上案第二例今日复诊，病证基本消除，皮肤已无红疹，已不瘙痒，唯头部有少许细小疹点，但不痒。舌略红不甚，苔薄，脉右浮，寸溢、滑，略数有力，左沉缓少力。原方去赤小豆、桑白皮，加苦参 8g、赤芍 15g、桑叶 15g，2 剂善后。

2012 年 10 月 11 日，上述第二例今日来诊其他疾病，告知服上方 2 剂，头部疹点基本消除。

对风气的认识，不只是用于皮肤病证。2014 年 2 月 19 日，笔者诊治邓某，女，70 岁。腹胀、胸胁胀、胃胀，胸胁部有气窜动，自述有时窜至头面。舌脉无异。先予常规的半夏泻心汤、旋覆代赭石汤、柴胡疏肝散等行气理气，基本无效，后思之，气窜明显，是风动之象，故从息风治，加乌梅、刺蒺藜、白芍等，用之而效。这

例病证让我想到，"厥阴之上，风气主之"，大多公认，厥阴病是上
热下寒，寒热错杂，比如乌梅丸证，但是乌梅丸的主药却是乌梅，
如果忽略了厥阴风气，则对厥阴病理解可能失半。

　　叶天士在其《临证指南》中说道："内风，乃身中阳气之变
动。"也就是"大块噫气者"。然而，笔者认为，外风何独不然，外
风何尝不是天地中阳气之变动，其本质都是对元气气化状态的说
明，内生外伤，只是言其起因不同，来路不同，当然治疗也就可能
不一样。

七、论"呼出心与肺，吸入肾与肝"及其在喘证辨治中的意义

　　《难经·四难》："呼出心与肺，吸入肾与肝。"历代医家大多从
上焦心肺主宣发，下焦肝肾主摄纳作注，如《难经集注》："心肺在
膈上，脏中之阳，故呼其气出。肾肝在膈下，脏中之阴，故吸其
气入。"《难经经释》："心肺在上部，故出气由之，属阳。肾肝在下
部，故入气归之，属阴。"《难经汇注笺正》："呼气自内而出，由下
达上，则出于上焦之阳分，故曰呼出心与肺。吸入自外而入，由上
达下，则内于下焦之阴分，故曰吸入肾与肝。"诸家之解固能释其
大义，但笔者认为尚未细绎其理，曲尽其意，因而对其重要的临床

指导意义有所忽视，尤其是在喘证的辨治中。试论如下。

1. 呼吸运动主导气机升降出入，水火交会

（1）呼出心与肺，宗气为其动力

肺为华盖，五脏之天，主宣发肃降，咽喉口鼻，凡气息出入之所皆由肺脏统辖，肺叶扩张气息呼出，肺叶闭敛气息吸入，故肺为气息升降出入之门户。气为血帅，血为气母，体内之气要正常宣发，血行畅通是必要条件，心主血，通利血脉，故体内气息呼出是由心肺两脏共同协作完成，其动力是宗气。宗气即张锡纯氏所论之大气，聚于胸中，出于喉咙，贯心脉，行气血，走息道，司呼吸。《医学衷中参西录》："大气能鼓动肺脏，使之呼吸，而肺中之气，遂因之出入也。"宗气不足，呼气难出，则病气喘："胸中大气，实司肺脏之呼吸，大气下陷过甚，呼吸之机关将停，遂勉强鼓舞肺气，努力呼吸以自救。"须当注意，张氏虽言大气司呼吸，但实以司呼出为主，观其所立升陷汤，乃治呼出难之气喘，治吸入难之气喘则另有他法。前者病气陷，后者病气逆，升降相反，张氏曾反复训诫："有其喘不觉吸气难而转觉呼气难者，其病因由于胸中大气虚而下陷，不能鼓动肺脏以行其呼吸，其人不得不努力呼吸以自救，其呼吸迫促之形状有似喘，而实与气逆之喘有天渊之分，设以治气逆作喘者治此证之喘，皆凶危立见。"并特指出以是否肩息和尺寸强弱鉴别呼气难与吸气难。

（2）吸入肾与肝，功在镇摄敛藏

肾藏元气，五行属水，在时应冬，功在吸纳敛藏，张锡纯氏譬之以磁气："夫地之中心有磁气，所以敛吸全球之气化，磁气即地之元气也。人身一小天地，由斯知人之元气，即天地间之磁气，其所以能镇摄全身之气化也。"故知，吸入之气，虽经肺而入，实赖肾气吸纳，并封藏其中。血载气，气欲敛藏于下，须由阴血涵养，肝主藏血，故从生理角度看，肾欲吸纳并封藏气息，必赖肝血充沛，且肝为刚脏，性升发，主疏泄，易冲逆，肝血充足，可监制逆气。从病理角度看，张锡纯氏所论最明："肾虚不能统摄其气化，致其气化膨胀于冲任之间，转挟冲气上行，而为肾行气之肝木，至此不能疏通肾气下行，亦转随之上冲，是以吸入之气未受下焦之翕纳，而转受下焦之冲激，此乃喘之所由来，方书所谓肾虚不纳气也。"由是观之，气息吸入主要是在肾纳气肝藏血共同作用下完成。

（3）呼吸之间，脾升胃降，斡旋气机

脾胃居中焦，是气机升降出入之中枢，呼出体内之气，吸入外界之气，必有赖脾升胃降。试比较补中益气汤与升陷汤，其补气主药同为黄芪，所异者，升举中气以升麻、柴胡为引，升举大气则在此基础上加用桔梗，以引入胸中，故知大气司呼出，必得脾气升清之助。相应的，气息经肺下行，沉降至肾，亦须胃降助之。故黄坤载曰："肺气不降之原，在于胃，胃土逆升，浊气填塞，故肺无下降之路。"《难经汇注笺正》："脾居中州，介乎阴阳上下之交，故曰呼吸之间，亦犹言出入之间，此只以五脏之气，互相贯注，无稍间断而言，欲以明其不可须臾不续之理。"

（4）呼吸出入，五脏相关

以中医学整体观角度看，呼吸运动是由五脏共同协作完成。呼气时，宗气鼓动，走息道，贯心脉，肺叶扩张，心气贯脉，气血随之宣发，体内气息排出。这个过程主要由心与肺完成，同时离不开脾气升清上举，肝气升发疏泄，肾水亦于此际缓升以上济心火。吸气时，肾气吸纳，肝血涵养，肺叶敛合，胃气下降，心火缓降以下温肾水。因此，呼吸运动不但主导内外气息交换，也是心肾相交，水火共济的过程。唐容川云："人之一身，不外阴阳，而阴阳二字，即是水火。"水火相济，内外相通，才能化生万物，生化不息，若有须臾停息，则气立孤危，神机化灭，此性命攸关之事，皆在呼吸之间，所以，对"呼出心与肺，吸入肾与肝，呼吸之间脾也"，若只从上焦主宣发、下焦主吸纳角度认识，未免失之浅表；若将前后两句分开来看，认为呼出不关肝肾，吸入心肺，则未免失之片面，只有站在整体观高度，以普遍联系的观点看，才能进一步揭示其内涵并用于指导临床实践，尤其是在喘证的辨证分型，立法原则上具有重要的指导意义。

2. 对喘证辨治的指导意义

（1）确立两大发病类型

喘证以喘促短气、呼吸困难，甚至张口抬肩、鼻翼扇动、不能平卧、口唇发绀为特点，历代医家或从外感内伤辨治，或以五脏六腑分型，或循寒热虚实立法，或遵标本先后论治，虽从不同侧面丰富了对该证的认识，但笔者认为，与其从外部表现分型论治，不若抓住最基本的，也是固定不变的病理特征进行辨治，庶几执简驭繁。盖因喘证症情虽变化多端，但最基本的病理改变却只有一个，即是内外气息出入失常，升降逆乱，或难以呼出，或难以吸入，或两者兼具，这是喘证区别于其他疾病固定不变的基本特性。因此，以呼出难和吸入难作为喘证的两大类型，紧扣基本病理，符合发病规律。

（2）确立两大治疗原则

喘证既以呼吸出入不利为基本病理，其治疗则是以恢复气机正常升降出入为目的，使气息呼出无碍，吸入顺利。随着历代医家不断积累，喘证的治法愈见充实，如宣肺平喘、祛痰降逆、降气开郁、补肾纳气、摄气固脱等，但归结起来，亦不外宣发通利、镇摄敛藏两大原则。而所有误诊误治实质就是对气机升降认识不清，当升不升，本该宣发通利，误以补敛收涩，致气机闭郁；当降不降，本该补摄敛藏，误以宣发通利，致元气脱越，其共同结果就是呼吸出入进一步悖逆，病情加重。若以呼气难和吸气难作为喘证两大类型，并以此为据确立宣发通利和镇摄敛藏两大治则，则可在治法原则的大前提上避免气机升降悖逆的失误。

①呼出难，重在宗气与心肺，治疗大法为宣发通利

呼出是在宗气鼓动下，心肺宣发通利，呼气外出。呼出难由宣发通利失常所致，其中有虚实之分。虚是宗气不足，鼓动无力，以

气短不足以息，努力呼吸以自救，脉沉弱，关前尤甚等为特征；实是心肺气血痹阻，气道不遂，以气粗声高，呼吸急促，舌苔腻或紫暗，脉滑有力等邪实气闭见证为特征。在宣发气机、通利血脉为主要治疗原则下，虚则补益宗气，实则或散外邪以宣肺气，或化瘀血以通心脉，或泄痰浊以畅气道。治虚，补宗气可以升陷汤为基础随证化裁；治实，寒邪闭肺加麻黄、苏叶等，热邪扰肺用桑叶、枇杷叶等，理气通滞可合丹参饮，化痰泄浊可合二陈汤、三子养亲汤，甚者合葶苈大枣泻肺汤或控涎丹。

②吸入难，重在肝肾，治疗大法为镇摄敛藏

吸气主要是在肺叶闭合，胃气降逆，肾气摄纳，肝血涵藏作用下完成的，而吸入之气不复乖逆上冲，则主要赖后二者摄纳涵养。吸气难之气喘，以呼多吸少，吸则难降，气不得续为特征，甚至张口抬肩，喘逆欲脱，脉微弱或浮大而空，法当以镇摄敛藏为治疗原则。其一，补肾填髓，复其氤氲气化之势，发挥封藏固敛功能。其中又有阴阳之分，肾阳虚以右归丸为主，肾阴虚以左归丸或都气丸为主。补肾诸法中已寓补养肝血之意，补血涵气已得体现。其二，平冲降逆，即在上述方药中加龙牡、磁石、代赭石等，平降冲逆，以助纳气归原。在此大法中亦须酌情使用活血化瘀及化痰泄浊之品，以畅通气道。又及，吸气不入作喘既表现为肺系病变，故亦可加用敛肺之品，如白果、诃子等，阴虚者可用麦冬、天冬、百合，滋肺阴，以遂肺金清肃敛降之特性，亦有金水相生之妙，其法仍在镇摄敛藏原则之内。

③气喘重症，诸法并举，标本同治

喘证轻浅者，病机单一，而气喘重证，则多见兼夹，患者不但宗气虚陷，亦因病久积弱，元气大亏，既有内伤，又易外感，呼气难和吸气难同时并存，且由于脏器功能衰退，瘀血痰浊，横生填塞，阻滞气道，各证型交错夹杂，表现尤其严重，常见于慢性阻塞性肺病、肺心病、心源性哮喘等危重症，此时当不拘先标后本等常规常法，应宣发通利、镇摄敛藏两大法则同时并举，标本兼治，并加用活血通瘀、化痰泄浊之品。在诸法同举、诸药并用的情况下，要注意做到主次分明，组方灵活，宣通而不耗伤元气，收涩而不闭塞气机。

综上所述，在中医学整体观指导下，把喘证放在"呼出心与肺，吸入肾与肝，呼吸之间脾也"所概括的整个呼吸运动过程中印证分析，明确气机升降逆乱，呼吸出入失常，是喘证的基本病理改变，呼出难和吸入难是两大发病类型，宣发通利和镇摄敛藏是两大相应治则，再进一步观其脉证，审证求因，辨明呼出难与吸入难的原因，及其痰浊瘀滞等兼夹，所谓"必伏其所主，而先其所因"，寒热虚实，温清补泻，随证治之，循此思路，则兼具辨病的原则性，和辨证的灵活性，于临证或有所裨益。

3. 病案举例

2013 年 4 月 17 日初诊，陈某，男，72 岁。患者尚未走进诊室，便远望见其行动迟缓，举步异常艰难，甫进诊室即闻喉中有水声，但自述既不咳嗽也不喘气，只是极其乏力疲累，气短少难以为续，动则尤甚，大便稀溏，日3～4次，舌淡红苔薄腻，寸脉左右俱沉弱几无，按之不得，尺脉有力。

观前医处方俱是瓜壳、桑白皮、莱菔子、苏子，葶苈子、沙参等，了无寸效，且有加重之势。

笔者认为此证是中气大虚于胸膺，走吸道司呼吸的功能减弱，大气不举，肺叶不张，故气短不足以息，与肾不纳气之虚喘在病机和表现上都有不同，但若不留意，会觉得表面上症状看似相仿，然而此处当知区分，《医学衷中参西录》中张锡纯论述极为详尽。所以，论治这种病证，但凡降气平喘就更下气陷气，宣肺平喘则容易耗气散气，病非元气不固，出多入少，故纳气归原法也不相宜，如果从气机升降出入看，则立法并不太难。症状还不足以鉴别，那么求诸脉象就比较明了，寸弱尺强，寸部脉气不满，按之几无，是肾气不弱，元气尚可，但大气虚于上而失托举，这种脉象宣肃肺气和固摄肾气都不合适，是补中益气法的适宜脉证，而张锡纯升陷汤更妙在一味桔梗引入胸中，笔者常师其法。该案方用：

黄芪60g，太子参18g，白术15g，陈皮10g，茯苓20g，升麻10g，柴胡10g，桔梗12g，当归12g，两剂显效，再诊加五味子10g，续进渐愈。

4. 关于喘证的对话

以下是2014年11月6日晚，我与同行友人王博医师在微信上的交流探讨。

王：我终于领悟到胡希恕大柴胡汤治哮喘背后的秘密了。

曹：怎样？

王：他根本不是什么辨证，也不是辨方证出来的。

王：说来话长。

王：你观察一下你自己的呼吸。

王：要呼吸，首先要胸廓打开。

王：如果把你的胃脘使劲按住，你就呼吸不进去。

王：把你的两肋压住，你也呼吸不进去。

王：大柴胡汤就是针对这几个地方去的。

王：还有就是肺本身的问题，呼吸不进去，肺里的空间被占据了，气、痰、水、饮、瘀血都可能。

王：所以合用桂枝茯苓丸。

王：痰饮用小青龙汤。

王：气郁开肺气，麻杏之属。

曹：受教了。

王：治了3个，都是神效。

曹：但应该会有胸胁胀满的表现吧？

王：我根据以上理论，用四逆散松解两肋，半夏泻心汤松解心下，芍药甘草汤、厚朴、木香松解腹部，浙贝、青陈皮、白芥子、猪牙皂、千金苇茎汤化痰，杏仁、蝉衣开肺气，桃仁、红花、地龙活血，续断、杜仲补肾松解腰部，随证选用，治哮喘疗效大增。

曹：有没有明显的两胁胀满？

王：没有。

王：我猜测，因病人气紧，根本无暇顾及其他症状。

王：但有病人诉说心下堵，也有说肚子胀的。

曹：所以很多方证派的医家都特别注重按胸腹和胁下，看肌肉紧张度。

王：这是一个好思路，我根据这个思路，扩展到很多病种。

曹：但也可能有些胁胀是触诊出来的，没主观感受出来，也有用柴胡的机理。

曹：如果是肾不纳气呢？

王：就加续断、杜仲。

王：腰部筋膜紧张，一样呼吸不利，你可以试试。

王：各种病都行，这样思考，你会对疾病有非常清晰的认识。

王：只要病人一来，就立即知道治法了，而且一步一步很清楚，好到什么程度都可以控制。

王：这样看病心里就有底了，经过实践，证明效果远超传统意义上的辨证论治。

曹：这样看来柴胡证的呕应是两胁肌肉紧张挤压胃上逆，缓解两胁痉挛，胃不受挤压，自然不呕。

曹：日本人的腹诊了不起，值得重视，我一直想把方证的实证思想和传统的气化理论结合起来，我认为可行，互补，挺好。

王：这也是我的愿望。

王：只是一个思路，有待斧正。

曹：不敢。在王兄处学习了。我的体会也是这样。方证派的思想是实证，每个病理机制都是实实在在的具体病位和具体病变，让人感到实在、踏实，如胁胀，脏腑辨证是肝气郁，方证观则可能认为是肌肉、筋膜痉挛，脏腑观认为柴胡剂疏肝气，方证观则可能认为柴胡剂解除胸胁肌肉紧张，说实话我觉得方证观让人清醒些，不过传统理论中关于气化的理念则让人更深入些。

体会：对传统说法的理气、行气，王博医师用的是"松解"一词，这个词更形象地说明了传统说的气滞，其实质是肌肉、筋膜等紧张或痉挛，理气、行气就是松解该处紧张痉挛的肌肉、筋膜，这样认识相对于抽象的"气"显得具体实在，其实就算是传统意义上的"气"，也离不开肌肉、筋膜等实质组织部位，所以治气，行气、理气，可以从松解实质部位理解。但我认为完全等同也是不可的，实质部位是具体的载体，而气是抽象的，不只是指实性的组织，还指一种态势、能量、动力等，是一种综合表现。如气滞，从实性部位看，确是肌肉筋膜等组织紧张痉挛，但那也许只是一个结果和现象，而不是原因和本质，松解痉挛也只是气化得行的结果，但为何会如此？恐怕又不是单单用组织痉挛可解释。气化失常含义极广，除表示一种气滞不通的状态外，还包含气血津液的盈虚通滞和相互转化的过程，所以不可完全等同具体部位实性改变，而日本古方派完全废除了"气"的理念，虽然看起来形象直观，理解起来简洁明了，操作起来也简单直捷，但似乎把最精髓的"所以然"部分丢掉了，而如果奢谈气化，不讲具体病位，不求实证，则难免趋向玄谈，故两种思想要结合。

八、牙痛辨治四法

牙痛是一种常见病，四时皆发，外感、内伤均可引起，严重时可影响进食、睡眠，向为病者所苦。足阳明胃经夹口入上齿，手阳明大肠经夹口入下齿，又齿为骨之余，属乎肾，故牙痛与阳明经及肾的关系最为密切，多责之于"风火寒虚"，辨证离不了表里寒热虚实，治疗上多以"清、宣、补、引"为法。

1. 清法

清阳明邪火，阳明经多气多血，易为火动。临床最常见的牙痛因素乃嗜食辛辣煎炸，致胃肠火热炽盛，气血为之升腾翻涌。症见牙痛剧烈，齿龈红肿，甚至肿连腮颊，口渴饮冷，尿黄便秘，舌红，苔黄，脉滑数。治当遵《景岳全书》："阳明热盛牙痛，宜清胃散、清胃饮之类。"

2. 宣法

此法针对外感寒热，及火郁于内的病机。外感有寒热之分，风寒者症见齿痛吸冷痛甚。《圣济总录·牙齿疼痛》云："风冷乘之而痛者，谓之痛风。"可用羌活汤加细辛，或川芎茶调散宣散风寒。风热者，可见患处灼热，得冷痛减，受热则甚，口渴龈肿，喜冷饮，可予银翘散加石膏、黄连、白芷等。此法不只在宣散外来寒热风邪，也寓火郁发之之意，只是注意把握尺度，以防扇动风火，升散气血。

3. 补法

牙痛日久，多责之肾虚，《素问·上古天真论》："丈夫八岁肾气实，发长齿更……五八肾气衰，发堕齿槁。"说明肾中精气盛衰影响着牙齿的生长发育。《医宗金鉴·牙齿口舌总括》："牙者骨余属乎肾，牙龈手足两阳明，齿长豁动为肾惫。"笔者在临床上观察到，不论病程长短，只要患者自觉齿软松动欲脱，即从肾虚论治，每取良效。方以六味地黄为主，填精补髓，阴虚火旺加黄柏、知母，阳虚加肉桂、附子。

4. 引法

此法得自《医学衷中参西录》张锡纯自述治愈牙痛的经验。张氏认为"此证系气血夹热上冲"所致，遵"高者抑之"予怀牛膝、生赭石导引血热下行，使得气血复平，牙痛自止。临证中，外感寒热、胃火炽盛、虚火上炎皆可引起气血上冲，显著表现就是患者自觉患处血脉跳动，治疗可在辨证论治的基础上，属实火者予川牛膝引血热下行，属虚火者予肉桂、赭石、龙骨、牡蛎引火归原，导龙入海。

临证中，引起牙痛的原因虽多见"风火寒虚"，但病理变化却纷繁错杂，"清宣补引"常联合使用。如牙痛良方玉女煎，方书谓其主治"阳明有余，少阴不足"，少阴者肾也，其证为阳明胃火炽盛兼肾水不足，主症中除牙痛外，尚有齿软松动表现，故用石膏清泄胃火，熟地滋补肾水，牛膝引热下行并补肾，是一首"清、补、引"联用之方。

5. 笔者体验

笔者曾患过3次刻骨铭心的牙痛，"牙痛不是病，痛起来真要命"那是绝不含糊。

第一次是大学实习时，因为晚上进食甜品，翌日便牙痛，痛彻心扉，笔墨实难形容其万一。那时笔者没有信心自己处方，实习之处是一所综合医院的住院部，没有中医，带教老师开具西药，数日无效。人在医院，自己也学医，这都治不好，还有什么好说的呢？在疾病面前，当真是办法无多。好在人年轻，以无比坚韧的毅力和无可奈何的心情近乎绝望地硬扛了1个月。某一晚突然不药而愈，那如获重生的情形，至今记忆犹新，那时我正在观看《星球大战3：绝地归来》来分散注意力，那一刻牙不痛了，我对这部影片也没来由地突增好感。

第二次大约在2002年，通晚乘长途汽车而受凉，第2天便觉

隐隐牙痛，并兼明显恶寒、身强痛，未予留意，紧接着上述症状
加重，恶寒更甚，牙痛则让我粒米不进，几乎彻夜不眠，每日喝米
汤吊命，连张口说话的勇气也欠奉，说度日如年一点不为过。其间
服过西药，和几年前一样无效，止痛药也没用。也找过牙医，我要
拔牙！牙没了，总不会牙痛了吧？哪里痛就把哪里干掉——这想法
实在可爱得紧。谁知牙医看后说，有炎症，不能拔，等炎症消了再
拔。我的理解这是叫我等牙痛好了再拔牙，也就是说现在不要牙齿
也不行，这就好比求生不得，求死也不能。中药自然也用过，荆防
败毒散加细辛、川芎茶调散等，数剂后仍然如是，还更换过几个方
药，因为有明显感寒史和恶寒的症状，所以总摆脱不了从表寒论
治。这样过了一个星期，一天傍晚，突然想到，虽然恶寒严重，但
牙痛伴酸软松动无力，连粥里的米粒都不敢触碰，这恐怕是肾精不
足的表现，散寒无效，是否可以补肾？自己切脉并不浮，也不紧，
却沉弱无力，脉象不主表寒——那时才意识到，给自己处方，也得
切脉。于是用下方：熟地 12g，当归 10g，丹皮 10g，山茱萸 12g，
泽泻 6g，肉桂 5g，怀牛膝 10g，下午 6 点多煎药，服药 2 次，至
晚上 10 点，牙痛霍然而止，犹如拔刺、雪污，顿时无影无踪，刹
那间差点痛哭流涕，终于可以合眼了。第 2 天，牙痛完全没有反复
的苗头，吃饭嚼菜，一如平常，只是牙龈处略有点肿，但是和疼痛
比起来根本不算什么，一天后连肿也消除了。

2006 年的时候，牙痛又一次来袭，但没有前两次那样剧烈，
由于有了前两次恶梦般的经历，不敢坐视，才刚起病，便着手治

疗。先请同行朋友针刺，用颊车透地仓的针法，并留针，疼痛立止，然后赶紧内服中药，因脉证与之前那次差不多，方药大致相同，服之便愈，前后不到 2 天。

笔者对中医学的认识，很大程度源于几次亲身经历，亲历和旁观大不同，每个感觉、每个变化都能清楚体会到，终生难忘，所以，面对治效欠佳的病例，笔者总告诉自己，"言不可治者，未得其术也"（《灵枢·九针十二原》），当反躬自省为是。中医学当然不是包治百病，总的来看，在疾病面前，仍然办法无多，但却不能因自己无知无能就抹黑中医学。

6. 医案选录

2011 年，治一女，55 岁，牙痛剧烈，不可入睡，无灼热，亦无酸软松动，有外感史，舌略偏红，脉沉滑重按少力。方用：黄连 6g，升麻 15g，白芷 15g，蔓荆子 15g，薄荷 15g，丹皮 15g，郁金 12g，南细辛 8g，川芎 12g，生地 15g，当归 12g，未尽剂而愈。

2011 年，治一女，32 岁，怀孕 3 个月，牙痛，自觉松软摇动，舌正，脉滑而少力。予：熟地 15g，生地 15g，枣皮 15g，补骨脂 12g，肉桂 5g，当归 12g，泽泻 12g，2 剂，痛止症除。

2015 年 11 月 26 日，治梁某，女，47 岁，牙痛，痛处略有灼热感，舌淡红，尺脉无力。方：黄连 6g，升麻 15g，荆芥 10g，白芷 10g，细辛 3g，赤芍 10g，丹皮 10g，太子参 12g，骨碎补 15g，熟地 10g，2 剂。

2 天后路过医院，进诊室来反馈，服上方 2 次牙痛愈，且以往入睡则冷，而这两晚一直暖和。

九、浅谈湿重热轻型湿温病的三焦气化失常及治疗

湿温是由湿热病邪引起的急性热病，多发生于雨水较多的夏秋季节。其时阴雨连绵，湿浊弥漫，人生活在天地之间、六合之内，感受吸触，每多致病。湿为阴邪，重着腻滞，蕴蒸不化，胶着难解，常弥漫三焦。《素问·灵兰秘典论》云："三焦者，决渎之官，水道出焉。"三焦主持人体气化功能，它在水液代谢中的协调平衡作用是谓"三焦气化"。湿温害人必伤三焦气化，三焦皆病，从而表现为"上焦如雾，雾不散则为喘满；中焦如沤，沤不利则留饮不散，久为中满；下焦如渎，渎不利则为肿满。"（《沈氏尊生书·海藏》）这种三焦同病的现象在湿重热轻型中尤为突出，正如薛生白所说："湿多热少则蒙上流下。"热为湿遏，蒸郁而蒙闭于上，清阳受阻，清窍被蒙，故见热蒸头胀、神识昏迷；湿阻中焦，脾胃升降失司，则恶心呕吐；湿浊下注，泌别失司，则小便不通；湿浊偏盛，则渴不多饮，舌苔白腻。历代医家都重视三焦气化功能在湿温病中的作用。如《类经·藏象类》云："上焦不治则水泛高原，中

焦不治则水留中脘，下焦不治则水乱二便。三焦气治，则络脉通而利水道。"柳宝诒曰："治湿热两感之病，必先通利气机，俾气水两畅，则湿从水化，庶几湿热无所凝结。"已故著名温病学家赵绍琴教授也指出："湿属阴邪，得阳则化，气化则水行。"北京中医药大学伤寒学家刘渡舟教授亦谓："三焦通畅，大气一转，则湿热浊秽尽化，而氤氲之气乃行。"因此，治疗湿重热轻的湿温病，重点在于宣畅气机，恢复三焦气化。《伤寒指掌·湿证全书》指出："治法不外上升肺气，下通膀胱，中理脾阳。"赵绍琴云："湿在上焦，则化肺气；在中焦，则运脾气；在下焦，则化膀胱之气。"所谓开上、畅中、渗下是也，轻宣、开泄、芳化、淡渗诸法皆为此设。

1. 欲复气化必调三焦

（1）肺为五脏之天，主一身之气

《灵枢·九针论》云："一者，天也；天者，阳也；五脏之应天者肺也。"肺主气，主宣降，通调水道，其应在皮，与天气相通，其气轻清。若湿邪蒙闭清阳，则见头昏身重，身热不扬，胸闷咳痰等症。湿在上焦，理应予桔、杏、豉、蒌等轻宣肺气，诚如吴鞠通所言："肺主一身之气，气化则湿化。"正因为肺主一身之气，所以不但热在上焦宜宣肺，中下焦亦必用之。赵绍琴云："大凡宣肺展气之用于上焦，人所易知也，而中下焦湿热证亦必以之为要法。"盖肺气一宣，腠理得开，与自然界之清气息息相通，在外可散外来之湿气，在内可调诸脏之气，所谓"一呼一吸以行脏腑之气"（《医易一理·气血论》）从而使表里上下之气畅行无滞，为三焦气化提供先决条件。《重订广温热论·温火之证治》云："湿多者，湿重于热也，其病多发于太阴肺脾……治法以轻开肺气为主，肺主一身之气，肺气化则脾湿自化，即有兼邪，亦与之俱化。"因此，宣展肺气实为治湿重热轻湿温病之第一要法，当贯穿始终。

（2）脾为气机之枢，贵在健运

《类经》曰："枢则司升降而主乎中者也。"《医门棒喝》云："盖三焦主升降者也，升降实由脾之转运而中焦为机枢也。"章虚谷又说："三焦升降之气由脾鼓动，而中焦和则上下顺，脾气弱则湿自内生。"湿在中焦症见脘痞腹胀，恶心欲吐，大便溏滞，苔腻脉缓，法当以藿、佩、陈、夏、蔻、菖等醒脾运脾，复其健运而斡旋上下。即使确系湿困脾伤，中气衰惫，也不可率投参芪呆补，而宜扁、茯、术、苡等补而不滞。盖健脾之法不在补而贵在运，脾土一转，三焦气治，湿焉能留？

（3）膀胱为州都之官，气化出焉

《素问·灵兰秘典论》云："膀胱者，州都之官，津液藏焉，气化则能出矣。"《儒门事亲·金匮十全五泄法后记》云："凡治湿，皆以利小溲为主。"小便得利，湿方有出路。然而小便通利必赖膀胱气化，而膀胱气化又与肺、脾、肾等息息相关，正如《医学读书笔记》所说："肺经之气化，则膀胱之气亦化，满而后出，虚而复受，不然虽满不能出也。是以膀胱中主津液，非肺金之气化不能出也。"宣肺气以利小便的"提壶揭盖"法便是气化则水行的典型范例。淡渗一法虽在治湿中最为常用，甚至有"治湿不利小便非其治也"的说法，但徒知苓、泽淡渗而不明气化则湿化的道理，未必得个中三昧。

（4）气化得行，功在三焦同调

《医林绳墨·湿》云："治湿不分三焦，非其治也。"三焦主持全身气化，气化则湿化，三焦气化功能是通过调理脏腑功能，宣展全身气机来实现的，各脏腑不是孤立的，而是协作运转共同完成气化功能。刘渡舟教授云："开上焦，有助于利中焦之气；枢转中焦，又有宣上导下之功能；开利下焦，使湿有出路，自无湿热纠缠不开之虑。"这是一个密切关联的整体，是中医学整体观的体现，故轻宣、开泄、芳化、淡渗只执某一法不能概其全貌，只治某一脏不能收其全功，必当诸法合参，辛开肺气，健运脾气，佐以淡渗通利膀胱，启上阖，开支河，导水下行方为良法。

2. 温阳通气以助三焦气化

叶天士云："通阳不在温，而在利小便。"此言一出，人所共遵，因此在治湿温病中必取淡渗，而鲜用温药通阳。然叶氏这句话实是针对湿热交混、二者并重而言，误用温阳法则热蒸湿腾，热必危矣，此时只须通利小便，使弥漫三焦的湿热从小便而出，则阳气自可伸展。但观叶氏、王氏诸案，如真系湿重热轻，阳气困伤，桂、附、姜、蕹等温阳通气之品亦未尝不可用，所谓"离照当空，阴霾自散"。湿为阴邪，得阳始化，且温通之品还可舒展气机，推动全身气化，只是温补药如参芪辈在所当禁（见《临证指南医案·湿》治胡某莫某王某案，及《王氏医案·卷二》治康伯侯湿热误补案等）。因此温阳通气法不独用于伤寒，温病中亦不全禁，在湿胜型湿温病中尤宜斟酌用之，其要在辨湿胜还是热胜，阳气衰与不衰。可见临证变通，法贵在活。

3. 运用风药以利三焦气化

风药是指能疏散外风的药物，此类药辛散轻扬，具有发汗解表的作用。吴鞠通把汗法列为温病治疗三大禁忌之首："汗之则神昏耳聋，甚则目瞑不欲言。"王孟英亦谓："热得风而焰烈，津受灼以风腾。"所以，温病中风药除风湿相搏于表之外多属禁用之列。但吴、王两人禁用风药原是指在湿热并重或湿轻热重的情况下禁用（用风药则煽风助火，变证徒生），而在湿重于热的情况下酌情运用风药不但无此弊病，反有良效。《临证指南医案·湿》华岫云按曰："今观先生治法，其用药总以苦辛寒治湿热，以苦辛温治寒湿，或加风药。"可见叶天士也不概禁风药。《医门法律·三气诸方·律十一条》云："凡治湿病，禁发其汗，而阳郁者不微汗之，转致伤人，医之过也。"大法云：湿淫所胜，助风以平之。盖风药能胜湿，走经窜络，可胜经络中他药未逮之湿，此其一也；风药能升清，清气升则浊阴自降，此其二也；风药能疏表气，开腠理，沟通内外，使人体之气与自然界清气相通，有助于宣展气机，于三焦气化大有神益，此其三也。赵绍琴教授也说："以风药配方，不独可以宣肺气，又兼具理气机，畅三焦，助脾运，胜湿邪，散郁火之功效。"
因此在湿偏胜型湿温病的治疗中适当运用风药如荆芥、防风等可以
提高疗效，但麻桂发汗重剂又当慎用。

4. 病案举例

2005 年 6 月 1 日初诊，罗某，男，35 岁。素体湿热重，由于
近 10 日来雨水不断，湿气蒸腾，自述一周前曾感恶寒，但未重视，
后又在玉米地消毒，淋雨而发病。症见头昏蒙胀痛，如裹绵布，发
热，热势不高，但反复不退，身时感恶寒，伴强痛，身着厚衣，恶
寒不减，全身微汗出，汗出黏稠，触之腻手，咳嗽黄痰，胸闷痛，
小便黄赤短少，神情萎靡，上午病情较轻，中午 12 点后加重，头
脑不清醒，时感迷糊。患者是村社会计，3 日后得进行清算钱物、
核对账目之类的工作，这种状态肯定是不行的。舌边红，苔白腻
厚，遍布舌面，脉弦滑数。方：

香薷 10g，扁豆 15g，青蒿 15g，羌活 10g，滑石 20g，杏仁
15g，白豆蔻 12g，苡仁 30g，瓜壳 15g，陈皮 12g，冬瓜子 15g，
丝瓜络 12g，栀子 10g，豆豉 20g，菖蒲 12g，竹茹 10g，蔓荆子
15g，芦根 15g，菊花 15g，1 剂。

处方取香薷饮、三仁汤、栀豉汤方义，宣上、运中、渗下，透
风于热外，渗湿于热下，加羌活、青蒿、蔓荆子、菊花疏风，瓜
壳、陈皮宽胸化痰。

6 月 3 日二诊：诸症皆明显减轻。述昨日下午，左眼突然无故

泪流不止，我告诉他不必惊慌，可能是湿气化散之故。舌比昨日略红，苔略黄，脉仍弦滑略数。原方加枇杷叶、桔梗、车前草、夏枯草，1剂。

6月4日三诊：诸症再减，舌苔消退大半，脉缓和，已无弦劲之感，有濡软之象，脉气在指下有黏滞之感。头脑已清爽，今日到镇上工作，原方续服，渐愈，但由于湿热体质难以短时间彻底改观，此后数年仍有反复，以法治之有效。

笔者在此案诊治中，包括该患者之后数年间的多次治疗，温病学中关于湿热类温病的种种治法会自然涌现出来，轻宣芳化、通利化浊、清热通络、化痰宽胸、分消走泄等，这些治法方药都与伤寒法迥异，看到这个病人，对吴鞠通"湿温三禁"会有很直观的认识，也不会再认为可以完全用伤寒法治温病——至少笔者认为，在湿温病证的治疗上，伤寒法并不完备，当然也不排除笔者尚未领悟。所以，温病学不只是对《伤寒论》的继承，更是对它的补充和创新，称其羽翼《伤寒》，毫不为过。

十、基础与临床——想起一位老师

曾有学友找工作时，与一些西医临床专业的毕业生一同应聘某医院，当西医毕业生得知他的专业是中医基础类别时，感到非常吃惊，劈头就问："你为什么不搞科研，或者当老师呢？为什么往医院里钻？"西医学的基础医学和临床医学关系怎样，我不很了解，但从这件事似乎可以看出一些问题，在西医眼里，基础和临床分工很明确，比如研究病理生理之类的基础学科的学者，临床水平不一定很高，推己及人，所以他们才会对中医基础专业的毕业生能进医院胜任临床工作感到难以理解。这是对中医学缺乏了解，中医学是一门实践性极强的实用学科，基础理论无时无刻不与临床实践紧密相联，研究基础理论一定要落在临证实处，否则就是空谈，沦为玄说；临证实践一定要上升理论高度，否则就会异化，倒退为经验医学。研究基础理论的学者一定得是直接面对病人的临床医生，不在临证中检验理论，那就一无所用，而临证疗效不但是中医学唯一的检验方式，也是唯一的立足根本。

笔者曾遇到一位老师，她在中医学院任教几十年，但不是教授医学专业，几十年的冷眼旁观，让她在一次讲课时说出这样的话："我知道，中医学得好的学生在基础医学院。"揣测她是基于以下原因才有上述想法：基础医学院的学生接触中医经典和各家学说较多，那都是比较纯粹的中医学，正是中医临证的活水源头。当然，她说的这种现象并非绝对，却意味深长。作为一位非专业人士，她看到了把基础医学与临床分得太开，完全照搬现代医学的教学模式，未必符合中医学学术特点。我现在仍记得她当时的表情，带着理解和鼓励，让人倍感亲切，实际上，现在想来，在理解和鼓励之外，还隐藏着另一种情感，当时不太察觉，到后来才渐渐读懂：怜恤。听近几年毕业的学弟说，印有"科学学位"的毕业证很可能会影响今后执业医师资格考试的报名，也就是很可能不再具有行医资格，基础医学属科学学位，这让我瞬间又想起那位老师。

十一、《伤寒论六经辨证与方证新探——经方辨治皮肤病心法》读后

《伤寒论六经辨证与方证新探——经方辨治皮肤病心法》是作者长期以来对《伤寒论》六经辨证深入研究并运用于临床，经实践反复检验的结晶。该书的特点是以《伤寒论》六经辨证指导皮肤专科治疗，笔者读后有以下几点体会：

这是一本治疗皮肤病的书。

作者欧阳卫权先生是一名经验丰富的皮肤专科医生，本书所载259个病案，以皮肤病为主，诊治过程记录翔实，有辨证思路、病机分析、理论探讨、方药讲解、内治外治等，对临床常见皮肤病的诊治具有指导意义，切合临床实用。然而，应当注意的是，本书收录60余种临床常见皮肤病，但是其体例并不以病种为纲，而是以方挈领，且是经方，可知作者醉翁之意不在专论皮肤病，而在经方研究。全书论述经方101个，在介绍方剂组成及方解后，首论方证辨证要点，再及皮肤病辨治心法，最后以医案印证，检验对经方的

研究成果。所以，在这本书中，我们看到皮肤病的治疗，决不限于凉血祛风、清热解毒、杀虫止痒之成规套法，而是辨六经，辨方证，辨经方运用，格局因而大开，眼前为之豁然，原来皮肤病还可以这样治，原来经方还可以这样用。

所以，这也是一本学习《伤寒论》六经辨证的书。

这更是一本开拓中医辨治思维的书。

单就皮肤病而言，《伤寒论》中直接涉及的条文很少，但是欧阳卫权先生向我们展示了皮肤病同样可以用六经辨证及经方治疗，并且疗效极佳。实际上，用经方治疗专科疾病在临床上很常见，内、外、妇、儿皆可，只是系统论述者少，相关方面的专著也不多。笔者读到过马大正先生《妇科证治经方心裁——206首仲景方剂新用广验集》，专论经方在妇科方面的治疗。此外，比较著名的是年代更早的陈达夫教授的《中医眼科六经法要》，该书从六经气化的角度论治眼科疾病，与本书六经、八纲、方证的辨证模式不同。我们知道，《伤寒论》原文直接论治眼科疾病的条文也很少，但是皮肤病、妇科病、眼科病，都能用六经辨证和经方取得较好疗效——尽管对六经辨证的认识各有不同，这就让我们思考如何看待中医专科疾病的治疗与讲求整体观的辨证论治的关系，然后，进一步思考中医的辨治理念。

专科疾病，特别是形体、官窍等专科，譬如皮肤、眼、耳、鼻、喉等科，常以局部症状为主诉，围绕主诉辨证固然重要，然而专科疾病的主诉范围是有限的，中医辨证论治则是讲求整体，局部是整体的局部，性质相同不必多说，性质相反时，就要综合考虑局部与整体的关系，以确定治则的标本缓急，治方的大小奇偶。实际上，很多时候，决定治法方药的不是所谓的主诉，而是以包括舌、脉、症、征在内的全身情况为依据，综合辨证。再进一步发散开看，不只是专科病证，任何一个个体证候都应该放在整体中去认识。这种情况很像下象棋，人之初生，棋局已布，人之始长，棋局便开，病证来袭，譬如将军，辨病认证好比审局，立法施药仿佛应将。应该看到，完成将军的最后一着，不过是压死骆驼的最后一根稻草，这一着棋能剑指将帅，源于每个棋的参与布局，基于每步棋的变动蓄势。一个病证的产生，正如一盘被将军的棋局，是机体中每个器官共同参与的结果，是各个因素合力的结果，只是参与的方式和程度不同。所以，外邪六淫屈指可数，专科疾病范围局限，但证型与治法却不胜枚举。所以，我们看到，在《伤寒论六经辨证与方证新探——经方辨治皮肤病心法》中，辨皮损并没有被放在最重要的位置，至少没有放到左右治方的位置，对患者整体情况的把握才是重点，有了整体，局部才有意义。因此，很多时候的论治，是对人而不是对病，这是中医治人以治病的理念，在这种理念下，分科太细不符合中医学的学术特点，一根筋地在线性上挺进，越来越精细入微、高大上高精尖的同时，也越来越有割裂整体的危险，见病不见人，就医学理念的拓展来说，未必百利无害。

十二、酸奶与喝水

在工作初期的很长一段时间，我的诊室与消化科毗邻，有一位韩医生，虽为执业西医，但毫无门户之见，时常推荐一些西医疗效不佳的病人来我处就诊，热心帮扶后学，令我至今感激。

在众多消化病患者中，我发现，很多患者有食用酸奶的习惯，有些是口味偏好，有些是看中营养丰富，有些是医生建议，因为从西医角度看，在酸奶发酵过程中，乳酸菌可以产生人体营养所必需的多种维生素，有促进胃液分泌、提高食欲、促进和加强消化的功效，还能抑制肠道内腐败菌的繁殖，并减弱腐败菌在肠道内产生的毒素，酸奶中含有多种酶，还可以有效促进机体对营养物质的消化吸收。

科学研究，有理有据，让人不得不服，然而，事实并不如预期。笔者见到很多病人服用酸奶后病情如故，甚至不退反进的更多，所以，遇到肠胃不好的病人，如胃胀、胃痛、打嗝、泛酸、纳呆、腹泻等，我大多会嘱其忌食酸奶。因为从中医角度看，酸奶味酸甜，质黏稠，并且多冷服，酸甜生湿，黏稠腻脾，生冷凉胃，肠胃不好的病人，最常见的就是脾胃虚弱，升降紊乱，寒湿中阻，或寒热错杂，或湿热气滞，怎么看怎么不合适，而患者停食酸奶后，不少病证会自动缓解。

于是，就有人问我，中西医孰对孰错。我告诉他们，没有对错，只是看问题的角度不同。西医学从化学上看，描述的是一个客观的化学反应过程，它是真实的，不必怀疑。中医学从物理上看，在顾护正气的基础上，讲求气化升降出入，而影响这些变化的是药食的物理性质，如温度、质地、气味等，这也是真实的，不必怀疑。要注意的却是，从化学角度研究的西药，在人体中有一个吸收、分布、代谢、排泄过程的"量－时"变化，药物作用强度与血药浓度成正比。但是，物理性状对机体的影响却很可能是即时的，比如受凉毛孔会立即收缩，受热脉率会立刻加快，效应快而明显，古人说的"如鼓应桴"就是这意思。酸奶作为生冷甜腻之物，服下的瞬间就损伤脾胃，这是其物理性状对脾胃的不良刺激，即时起效，乳酸菌和各种酶恐怕都来不及粉墨登场，戏台就垮掉了，哪有机会发挥作用。所以，不是酸奶不好，而是我们首先要给它提供一个发挥功效的平台，如若不然，脾胃先伤，焉有后效？反过来看令人振奋的一面，正因为这个原理，中医学才有很多覆杯即愈的案例，一剂知，一服效，包括针灸、推拿等各种外治，都是利用物理方法直接或间接调节气血变化，调控气化升降出入，效果立竿见影，那也是不必怀疑的，当然，倘若从西医药物动力学看，那也是百思不得其解的。

　　类似的情况，就笔者所见，还体现在对喝水的态度上。笔者每天能看到不下十例患者盲目大量饮水，有事无事都喝两口，其中有不少是不想喝而勉强自己喝、强迫自己喝，喝得胃胀打嗝，喝得湿气弥漫，仍坚贞不渝，还好心奉劝笔者空闲之时先喝两杯水洗洗肠胃，这样的人很多，多到如果我不同他们一起喝，就显得我与社会格格不入。这就轮到我百思不得其解了，虚心请教，他们则振振有词：科学研究表明，多饮水有各种好处，如稀释血液、促进新陈代谢、排毒养颜、帮助消化、平衡体温、排泄废物、滋润肌肤等，所以，每天都要喝一定量的水，渴不渴都要喝，一个成人每天的饮水量应在 1500～2000mL，而且晨起需要空腹喝杯温开水，餐前也需要空腹喝水。结果却是，喜欢喝水的到不喜欢喝水的这里来治病了，科学研究承诺的好处没有兑现，很多毛病却出来了。笔者地处巴渝，气候潮湿，民众既喜辛辣生冷，又喜进补滋腻，湿热病多，就口渴一症来看，用五苓散、三仁汤的时候比用增液汤、沙参麦冬汤的时候多，举目所见，不是水不够，而是水不化。错当然不在科学研究，而在于迷信科学研究。科学研究没说错，但说的是在可有效利用的情况下。笔者不是一味地反对喝水，口渴的时候，需要的时候，也不会忍着不喝，笔者强调的是得因人而异，如果水津不布，水饮停聚，便是水患，自身现有的水液都没得到充分吸收，有效利用，反而积饮为患，当务之急是行气化水，盲目喝水只能适得其反。

十三、用药如用料

徐灵胎《医学源流论》有一篇文章《用药如用兵论》，以军事喻医事，以兵法入医理，让人耳目一新，启发良多。医者望、闻、问、切譬如将帅审度战局，医者遣方用药好比将军排兵布阵，用兵要知己知彼，用方要明正邪盛衰、寒热虚实、标本缓急，最后徐氏总结道："孙武子十三篇，治病之法尽之矣。"

论"用药如用兵"者，还见于明代裴一中《言医》和清代刘清臣《医学集成》，随手摘引便是妙论。

《医学集成》云："庸医不先固本，一意攻邪，何异姜伯约九伐中原，粮食不继，出师未捷，而昏主馋臣反纳降，于邓艾可借鉴焉。大将讨贼，内顾虽已无忧，而用兵尤贵知法，如人气血未亏，却病不难；不善医者，杂乱用药，自相矛盾，反坏胃，而引贼何异？"

这是用"攘外必先安内"的战略思想比喻顾护胃气的重要，不可先失后天之本，否则无以抗邪愈病。

裴子《言医》曰："兵有设伏，医有从治，均之伏其所恶，诱其所好也；兵有哨探，医有消息，均之欲窥其虚实也；兵有间谍，医有转药，均之欲离其劲邪也。先补后攻，得非足食而后足兵之谓乎？先攻后补，得非大兵之后，疮痍荆棘，即为抚绥之策乎？攻补交施，得非且战、且屯、且和之计乎？大积大聚，杀其大半而止，得非奸厥巨魁胁从罔治之义乎？病去而勿妄加攻补，得非穷寇勿追，归师勿掩之说乎？不当补而补，赍盗粮养寇兵也；不当攻而攻，嘉兵者不祥也……"

这就是从战术上具体讲解了。兵家消息诱探，仿佛医家药引之用，先开其路，导其深入，又或热药冷服，暗渡陈仓。再如离间分化之法，好比瓦解湿热之治，"或透风于热外，或渗湿于热下，不与热相搏，势必孤矣"。又论攻补之先后利弊，如何拿捏力度，如何圈定范围，用药用兵如出一辙。

上论精则精矣，然而行军用兵相对常人毕竟太过遥远，兵法也并不比医理更通俗易懂。笔者的体会是，做一名优秀的将帅恐怕难以达成，但高明的医者至少得是一个好的厨师，用药当如用兵，用药亦如用料。只不过，如果用厨师标准来衡量，笔者必然不是一个怎么高明的医者，在下厨艺实在不敢见人，多年来学无长进，信心全失，屡战屡败让我有了以下的切身体会：

1.同样的料，搭配不同，效果不同。家中调料，瓶瓶罐罐，七七八八，我做出来的菜比起家里其他人做出来的相差天渊，不到万不得已，孩子都不会轻易尝试我的手艺。这种情况就像《伤寒论》中常用药不过百十味，表面看，113方就在其中兜兜转转，分分合合，但是没有谁比张仲景更会配料，效果自然也不可同日而语。

2.一道菜要凸显独特风味，必然对用料有所取舍，对用量有所斟酌，并不是用料越多，味道越好，看似面面俱到，却往往顾此失彼。《伤寒论》和《金匮要略》方剂组成，每方药物以 3 ～ 7 味居多，10 味药以上者很少，20 味以上者仅 1 方。越少越容易掌控，重点突出，方向明确；越多越容易掣肘，异变歧出，神鬼难测。当然，方药不在多少，贵在善用。譬如韩信将兵，就多多益善，是因为治军有方，法度森然，故能一呼百应，如臂使指。裘沛然先生曾妙论"混沌汤",寒热攻补、阴阳虚实杂凑一方,常收意外之效。笔者绝不怀疑裘老所述效验,只是裘老先生并没有将其中原理拈出,后学很难掌握。其实,笔者以为,要把一大锅"混沌汤"的理法交代清楚,难度不小,"大方复治,反激逆从",可不是寻常俗医撒拦河网,见症用药。

3.用量决定走向。用料和用药,都讲求恰到好处,稍事增损,别有洞天。把鱼香肉丝做成糖醋味,就在于糖与醋的用量把握失误,在咸、甜、酸、辣、香、鲜和葱、姜、蒜的复合味中过分突出了甜与酸,整个味道变了。正如桂枝汤桂枝多用二两,就变成桂枝加桂汤,就不再是调和营卫,而是平冲降逆了。再如,柴胡的用量也决定了解热退烧、疏肝解郁、升阳举陷的不同功效。要选对药,也要用对药,才能达到预期。

4.火候的选择和运用由原料材质、预期目的决定。火候可分为大火、中火、小火、微火四种,大火适合于、炒、烹、爆、蒸;中火适合烧、煮、炸、熘;小火、微火适合炖和焖。作为做菜的菜鸟,以上纯属是笔者纸上谈兵,下面才是真实体会。正确把握火候,不仅仅是烹饪的入门基本功,也极大地影响着方药功效发挥。辛香发散如荆防败毒散等,宜用微火少煎取其气,大火久煎则辛香之气散失,难达解表目的;甘温补益剂如四物汤、枸杞、山药、熟地、鹿茸等则宜文火久煎,取其厚味,所谓"精不足者,补之以味",久煎才味浓。此外,还有去渣再煎、分煎合服、渍药绞汁,以及先煎、后下、单煎、包煎、烊化、兑服等,难以尽述,假若不看前面提示，还真难判断说的是做菜还是用药。

《神农本草经》最早记载中药的四气五味："药有酸、咸、甘、苦、辛五味。"《素问·脏气法时论》也有"辛散、酸收、甘缓、苦坚、咸软"的认识。性味不同导致药力趋向不同、药效发挥方式不同、对气机升降出入影响不同。如解表药、理气药、活血药多属辛味，而酸味药则多具收敛固摄之性，甘能补益，苦能燥泄，咸能软下，故学习中药必先明其性味归经，不是只盯着药物主治功效死记硬背——当然这也是必不可少的。而四气五味，特别是五味，最初是源自口尝后的真实滋味，但显然，药物滋味远不止五种，所以，后世对药味的认识也不可能再限于口尝，有从相关理论反推药性，如药物的形、色、质、气、产地、荣枯等，更多且更具实用性的则是从功效反推性味，但不论从性味识药，还是从功效识药，其基本原理都是依据药物入口后机体产生的不同反应，如何利用药物达到治疗目的，就好比烹饪必先掌握配料性质——包括气味和功效，所以两者才有诸多共通之处。一道佳肴，就是对味觉器官的良性刺激，让人身心愉悦，一剂良药亦复如是。

十四、先避其害

"先避其害，再用其利，一味不投，众善俱弃"出自《景岳全书·传忠录·气味篇》，是景岳立足药物四气五味对升降出入的影响，探讨用药之道，重点强调忌避。他指出："欲表散者，须远酸寒；欲降下者，勿兼升散。阳旺者，当知忌温；阳衰者，沉寒毋犯。上实者，忌升；下实者，忌秘。上虚者，忌降，下虚者，忌泄。诸动者，再动即散；诸静者，再静即灭。"这一小节是从证候的角度论用药忌避。"甘勿施于中满，苦勿施于假热，辛勿施于热燥，咸勿施于伤血。酸木最能克土，脾气虚者少设。"这一小节是直接指出药物禁忌。皆知用药如用兵，而用兵之道，当先明害利。孙子曰："夫兵久而国利者，未之有也。故不尽知用兵之害者，则不能尽知用兵之利也。"即是说，从没有什么旷日持久的战事是有利于国家的，如果不知道兵战之弊端灾祸，就不会知道怎样利用它发挥有利的一面，也不会通晓用兵之道，这与老子"兵者不祥之器，非君子之器，不得已而用之"的道理一脉相承，若不明此理，就恐穷兵黩武，于国无利，于民无益。用药亦复如是，徐灵胎《医学源流论·用药如用兵论》："兵之设也以除暴，不得已而后兴；药之设也以攻疾，亦不得已而后用。其道同也。"不知其害，只知其利，一叶障目，以偏概全，必然滥用误用，危害不浅。

当今社会，民众富足，对身体健康越来越重视，然而养生之道却盲目集中在一个"补"字，殊不知中药的补药、补法，与补充营养是两个不同的概念，有严格的使用指征。医者用一味药，思前想后，还不见得把握十足，入口见效，然而，民众对补药不知所谓的迷恋却使其争先恐后地在药房抢购，家中囤积，笔者每日临证所见，把补药当饭吃的不在少数，结果大多事与愿违，身体并没因此好起来。一些药房则投其所好，会员 VIP、买药送礼、买二送一，各种营销无所不用其极，早就超过了药品的正常推介，实在是二十年目睹之怪现状。在过去，药房门前挂着这样的对联：但愿世间人无病，不怕架上药生尘。就算被说成作秀，至少也知廉耻，还不失文雅，比毫不遮掩、毫无尺度赤裸裸地逐利好太多。在医者，不知其避，则用药失于审慎，任意挥洒，见一证而用一药，广络原野，冀获一兔，动辄二三十味，甚至更多。笔者见过一剂煎方洋洋洒洒七十余味，好大一锅中药，何其壮观，不得不服，对医患双方的胆识既惊且佩。

中药治病，是以偏纠偏，无药不偏，有偏性就有忌宜，要立于不败之地，就要先避其害，"利"和"害"都是针对病机而言，所以，先避其害，再用其利，前提是辨病机，紧扣病机，大黄可以是救人良药，盲目滥补，人参可以成杀人鸩毒。

清代医家凌奂著《本草害利》一书，与历代各家本草不同的是，每一味药物，他先言其"害"，书名也是"害"在"利"前，旨在警示，用药应当谨慎，思虑务须周全，他在序言中指出："凡药有利必有害，但知其利，不知其害，如冲锋于前，不顾其后也。"笔者深以为是，临证中，但凡疗效不佳的用方，再诊时，笔者往往不是添加药物，而是作删减，但求每一方干干净净，清清爽爽。

笔者认为，历代医家，用药之精准以仲景为最，这个精准是在准确把握病证机理的基础上，运用方药，害利权衡，精细入微，所以，读《伤寒论》，要从正面看，为什么用这味药，也要从反面看，为什么不用这味药，或者去掉这味药。

笔者翻阅 2015 年 11 月 6 日笔记，那时恰好手上有个脐下悸动的患者，先从桂枝甘草汤治，效果不好，复习条文发现桂枝甘草汤治"心下悸"，忆及以前用桂枝甘草汤曾有治验，细想之下确实证在心下，移用于脐下悸，效果当然不理想，而 65 条则有脐下悸的论述："发汗后，其人脐下悸者，欲作奔豚，茯苓桂枝甘草大枣汤主之。"此方与苓桂术甘汤相差一味，但所治病位已有不同，后者治"心下逆满，气上冲胸，起则头眩""心下有痰饮，胸胁支满，目眩"。两方的差别在大枣与白术（一作苍术），仲景在 386 条理中丸加减中说道："若脐上筑者，肾气动也，去术加桂四两。"悸者宜安，则大枣甘缓安中最是适宜，白术（苍术更是如此）恐燥肾闭气，拨动肾根，不得不去。如果不先避其害，以为白术散水除湿，未尝不可用，那就可能未见其利，先受其害。

所以，仲景用药，用其不得不用，去掉某药，去其不得不去，不作骑墙之论，从这个角度看第 28 条，桂枝去桂加茯苓白术汤，可能就比较明晰。

关于这一条的争论，到底去桂还是去芍，还是两者皆可，众说纷纭，此处不引，笔者认为，在没有确凿文献证明错简之前，最好尊重原作，去桂就一定有不得不去之理。在《伤寒论》中，桂枝汤的禁忌，大约有：16条，单纯的典型的太阳表实证："桂枝本为解肌……勿令误也。"17条，湿热内郁："若酒客病，不可与桂枝汤。"19条，热及血分："凡服桂枝汤吐者，其后必吐脓血也。"当然还包括阴虚火旺，以及温病学中的种种相关病证。综合上述，笔者认为，桂枝汤的禁忌——也可看作桂枝的禁忌，主要是里热内郁伤津。在《医门初窥1》笔者提到，16条之所以禁用桂枝汤，就是因为解肌与解表不同，太阳表实证是部位更浅表的皮肤毛孔闭郁，而桂枝解肌，作用部位更深，若用桂枝汤，恐表气未开，里热已盛。28条不得不去桂枝，就是因为水气闭郁，里热已起，更兼伤津。这个认识，是笔者与同行友人王博医生交流时，由他一语道破："其实这一条就只是因为水气内热伤津，桂枝不得不去，茯苓、白术不得不加。"寥寥数语，让人茅塞顿开。

十五、诊余碎语

1. 用泽泻须审尺脉

治一肾癌，头面浮肿，辨为气不化水，水湿壅滞，治以五苓散合桂枝茯苓丸加减，效果明显。续服，出现腰痛，诊得尺脉弱甚，去泽泻再服，腰痛即除。可见泽泻入肾走下焦，功能利水，但若肾虚，则有气随水泄之弊，故用泽泻须详审尺脉。

2. 君火、相火另眼看

地有五行，天有六气，张景岳云："此六者，皆天元一气所化，一分为六，故曰六元。"六气之内，唯火有二，我们不妨从热能的两大来源看君火和相火。地球上，热能是万物赖以生存的首要条件，构成有二：一是太阳向地球的热辐射，离照当空，君火以明；二是地球向外的热辐射，相对变动不居的君火，相火位置恒定不变，变则为病，故曰相火以位。

3. 表证未必不可涩

笔者于 2008 年 10 月 5 日感冒风寒，出现鼻酸痒，喷嚏不停，涕泪清稀如水，不能自止，舌淡红苔薄，脉浮软带疾，重按无力，服九味羌活汤去黄芩、生地，解表散寒无效，改用下方，一剂而止，余咳，予金沸草散合止嗽散一剂而愈。

党参 15g，炒白术 15g，北细辛 6g，北五味 6g，乌梅 6g，辛夷 15g，苍耳子 15g，白芷 15g，桂枝 10g，防风 15g。

所以，表证未必无涩法，对于正气不足，解表散寒不唯不解外邪，恐反耗伤正气，所谓表证用涩，不是涩外邪，而是敛固正气。

4. 脉虚而浮，黄芪需慎

2008 年 11 月 25 日，治一肺心病患者，男，81 岁，喘气欲脱，舌略红少苔，脉浮弦疾数，重按无力。诊为肾不纳气，用生脉散合都气丸去三泻，加龙骨、牡蛎、磁石，效果满意，复诊，因考虑年老气虚，加黄芪补气，服后反而加重，去黄芪，又效。

体会：肾不纳气的病机很明显，冬季脉应当沉，而见浮弦疾数，不应时令，治当潜镇收敛，黄芪补气而升举，用于气虚下陷最宜，对脉虚而浮，正气浮散者，则当谨慎，但并非绝不可用，可进行适当配伍，如配五味子、山茱萸、牡蛎等，便无虞耗散。

5. 下肢水肿，鸡鸣散运用心得

下肢水肿，鸡鸣散确有奇效，一般两三剂即能收效，气不化水，合五苓散类方；湿郁化热，合四妙散；增强利水，可合五皮饮；可加宣肺药通调水道，如麻黄、杏仁、桑白皮等，及活血药如地龙、泽兰、鸡血藤等。这是 2010 年 10 月 29 日的笔记，经过几年的临证实践后认为，在上述经验中，再加两条：一是不可一味渗利；二是注意使用升麻。

6. 小议药物归经

有说《伤寒论》中用药完全依据《神农本草经》，而《本经》并未说到药物归经，所以《伤寒论》用药也没有按后世归经理论。

此说正确的一面在于，《伤寒论》确实没明确按后世归经论药，但不能因此否定后世归经理论的正确性和指导性。而笔者以为，《伤寒论》不仅严格遵循了分经用药规律，且法度森严，只是未明确提出归经理论而已，比如太阳病用麻桂、阳明病用膏黄等用药规律。归经未必就一定是脏腑经络之"经"。经，常也，纲纪之言也。学习归经，也就是把握药物的纲纪法度，强调用药必须选择有针对性的药物，其中就包括药物的作用部位。经又通径，道路也。虽然宋金元时期才明确提出归经理论，但从有药物开始，就一直在遵循这个规律，这是用药的基本前提，古今中外，莫不如此，只要是论药，论及功效主治，就已经自然而然地在这个原则之内，就算《神农本草经》也一样。比如《本经》论人参："主补五脏，安精神，定魂魄，止惊悸。"这里面就有药归心经的前提，《本经》没有明确提出药物归经或分经论治，本身就是一种缺陷，后世的归经理论是有益补充，使用药更具针对性，当然也不能胶柱鼓瑟。

7. 读书一得

2012 年 3 月 2 日读赵桐《赵仲琴诊籍四种·医林撖帚》："人身要素惟气血，气血精华是为营卫，气血，质也；荣卫，神也。质病当治质，神病则治神；气弱则四君，血虚则四物，气血并补则以八珍，而调和营卫则又莫若桂枝也。"

按：论气血营卫独具心得，质与神的关系，令人眼前一亮。读至"予学医50年，始得管窥桂枝，圣方真不可及，不禁有假年学易之叹（假我数年，五十以学易，可以无大过矣）。"敬仰先生于医道之至诚，更惜其年月之不予。

8. 医案数则

2012年3月22日笔记：前两天治一长期咽喉涌痰的病人，方予桔梗半夏散，重用桔梗至30g，再加射干、牛蒡等利咽药，无效，复诊仔细诊脉，得右关浮滑有力，寸沉而弱，脉息所示，气血所趋，因知气血趋聚于中焦，上焦气血虚少，故病中焦痰热，前方重用桔梗将药引于上，越过病所，而未治中焦痰热之源，今改方以治中焦痰热为主，略加利咽药，辄效。

2012年4月11日治刘某，男，63岁，膀胱癌，行切除术后，腹胀、尿血，尿液混浊，西医诊断为术后粘连，必须再行手术进行剥离。证见：舌红苔黄腻，脉滑数有力，辨为湿热气滞，予三仁汤合四磨汤，两剂，便通气消，续以小蓟饮子治其尿血，幸免再次手术之苦。

2012年4月12日治李某，男，23岁，勃起障碍，舌偏红苔白略腻，脉略滑数，较软，尺脉略弱。先从补肝肾入手，几诊下来，效果不显。后思阴茎勃起最基本的前提是要有血液灌注其中，一是气血充足（要能充盈阴茎），二是气血要流通（气滞血瘀痰凝，随证治之），三是要引气血向下（传统认识是，因痿废为病，气血需上举），故4月9日，处方：

桃仁10g，丹皮10g，蜈蚣1条，女贞30g，旱莲20g，肉桂3g，黄柏6g，柴胡12g，香附10g，泽泻10g，菟丝子10g，3剂。

三日后复诊，服上药，症状明显减轻，根据上述思路，加川牛膝10g、枳壳12g、生地10g，蜈蚣加至2条，渐愈。

男，30岁，病腹泻，肛门坠胀，疲乏易累，舌淡红，苔微薄腻略黄，脉沉缓少力。辨为中气不足，兼少许湿热下注，补中益气汤合葛根芩连汤：

黄连6g，葛根40g，黄芪40g，白术20g，太子参30g，升麻12g，柴胡12g，防风12g，桔梗12g，茯苓20g，陈皮12g，3剂。

复诊，病愈，再进三付善后。

2013年1月22日，治一女，32岁，怀孕四月，感冒咳嗽，咽痒则咳，予止嗽散两剂，以为必效，但服后仅感冒症状减轻，咳嗽不减反增，仍咽痒，询问乃知用艾叶泡脚，并服生姜水。胎孕之时，阴血下注，阳气上浮，气浮则咳，予艾叶、生姜等泡脚，反助升散，是病情加重之因。嘱其停用上法，予：杏仁15g，五味子12g，玄参10g，荆芥10g，前胡18g，白前20g，黄芩10g，牛蒡子12g，百部20g，枇杷叶18g，桑叶15g，以清降为治，一剂而咳大减。

2014年3月10日治蒋某遗精，辨为肾虚不摄，予补肾摄精剂，三诊，效果不显，予桂枝龙骨牡蛎汤，两诊而愈。

体会：同一类病证，《伤寒方》有时似要优于时方。

2014 年 3 月 3 日治孟某，女，46 岁，胃胀，吐清口水十余日，晕车，舌淡红，脉沉弱。

方：吴茱萸 6g，黄连 3g，半夏 18g，太子参 15g，茯苓 30g，厚朴 12g，旋覆花 20g，2 剂。

复诊，病证全除。后多次在我处就诊，述服上药后，以前晕车的毛病，也未再犯。

曾治一例手足麻木、全身气窜病人，先用葛根汤合小柴胡汤，有一定效果，后用小续命汤原方，效果显著。

2014 年 11 月 17 日治一妇，48 岁，月经延后五天，予活血调经药不应，二诊细察其脉，两脉沉滑而充实，两尺尤其明显，嘱其验孕，翌日电话来告果孕。

9. 甘草、大枣引经说

甘草、大枣入中焦，性甘滋益，多从补益中气解，或从调和缓中论，笔者则认为，正因其味甘而缓，其性偏滞，能滞留药物，使之停于中焦脾胃，视其为引经药亦未尝不可，是为另一用法也。

10. 半夏泻心汤治痤疮

2012 年 7 月 23 日，治杨某，女，20 岁，患者胸背长满痤疮，不红，不肿，不痛，不痒，不热，疮见褐色，较暗，平素喜热辣，及冷饮水果，但食后腹泻，时反胃，舌瘦，色淡质嫩有齿痕，苔腻，水润，略厚，色白，脉沉弱。予：半夏泻心汤加蒲公英。复诊，胸前的痤疮全部消失，平整光滑，不见一丝痕迹，背部也显著减轻。该案患者并不是以胃肠不适来诊，而是以诊治痤疮为目的，但辨证后开出半夏泻心汤而取效，亦是始料不及。

11. 舌苔黑，非寒也非热

2013 年 3 月 25 日治张某，女，78 岁。胃胀痛，时泛酸，大便黑，口干，舌苔腻略厚、黑如锅烟尚润，脉沉软少力。

太子参 15g，佛手 15g，仙鹤草 35g，侧柏叶 15g，茯苓 25g，苏梗 15g，天花粉 15g，白及 5g，蒲公英 10g，黄连 6g，吴茱萸 2g，藿香 15g，佩兰 30g，白蔻 10g，3 剂。

患者 3 月 21 日复诊，述服上方 1 剂即见明显效果，黑苔全退，舌淡红苔薄白略腻，大便色黄。黑苔常从热极或寒甚论，而此例黑苔是否可考虑另一成因，即胃中出血，胃气蒸腾、瘀血上潮所致。

12. 元气失守，一味宣散药也当慎用

治杨某，脑卒中，痰多气促，一直用三子养亲汤合二陈汤化痰浊，用生脉、山茱萸固正，病情得到缓解。某日在原方中加枇杷叶 15g，效果立减；次诊去枇杷叶，治效又回升。可见，若果真属元气失守，一味宣散药也当谨慎，不可随性臆断。

13. 胃气虚寒用肉桂

治一女，病呕恶，胃胀，胃气上逆，舌淡嫩，脉弱，辨为胃寒，用半夏泻心汤（去黄芩，减黄连）、旋覆代赭汤、吴茱萸汤、六君子汤等，疗效不著，后在原方（吴茱萸汤）中加肉桂，效果立显。

体会：此属胃气虚寒，不任厚味刺激，干姜、吴茱萸皆有刺激性，虽温胃除寒，但却易激动胃气，而肉桂温而辛香，香能补胃，胃易接纳，故不虞上述之弊，既为胃虚呕恶，则考虑方药口感是必要的，此其一也。其二，肉桂温而降气，有敛浮气降冲逆之效，如桂枝加桂汤治冲逆，有医家认为用肉桂，故用于胃气虚寒上逆比较妥当。

14. 药物形状质量不可无视

曾治一晚期肺癌患者，呛咳不已，予降气肃肺，化痰补气等，治效不佳。患者后辗转他处，言其药有效。检视其方，乃大剂收涩药如乌梅、五味等，初服尚可，续服无效，后又转回我处。余思呛咳不已，应是肾失固摄，常规药剂力恐不及，故遵金水六君煎意，用大剂熟地、枣皮（后记起初来诊时也曾用过此方，但因囿于痰多，故熟地用量较小，药力不下达于肾，无法补助肾气，以复固摄敛藏之气化。所谓治下焦如权，非重不沉，欲使药力直达下焦，量必偏大），再加怀牛膝、菟丝子、补骨脂，另用赭石12g，但用量小是因赭石不比熟地、枣皮，本身质重，如用量过大，恐药行太过迅捷，越过中上二焦，直入下焦，中上二焦不能受药，则中上二焦浮越之气不能因此潜镇，所以用量反偏小。其余如二陈、三子等化痰药随证而用。患者服药后咳嗽频率和程度均明显减轻，即使到疾病后期，体力不支，最终不治而殁，但咳嗽也再未如以前那样难以自制。

本案不能说成功，但其中的用药思路值得思考。在明确药物性味功效的前提下，如何驾驭和指挥该药为我所用，是需要在其性状质量上进行考量的。比如上案，熟地、枣皮是用来补肾复气化的，但其质地不重，故须重用才能直达肾脏；赭石质地本重，而本案是用来潜镇中上二焦浮越之逆气，需要它从中上二焦经过，再达至下焦，所以量不能用得太大，以免它越过中上二焦，直入下焦。用药之前一定要明确欲使药物达到什么目的，明乎此，才能有针对性地在用法用量上进行有效调度。

15. 读《伤寒论》随感

读《伤寒论》有时可以从反面读，或倒过来读，可以加深认识。如："阳明之为病，胃家实是也。"倒过来读，"胃家实，阳明为之病"是否成立？

六经辨证固不可以用脏腑辨证替代，但六经辨证涉及脏腑内容却是不争的事实。

有"而"字的条文，似有这样的规律，"而"之前是因，"而"之后是果。如大青龙汤证"不汗出而烦躁，表气闭，"不汗出"是"烦躁"的原因；又如"太阴之为病，腹满而吐"，吐的原因很多，太阴病之吐却是腹满所致。

条文中罗列的每个证候，由病人叙述出来，都可能成为主诉，所以每个证候都可以单独研究，但是必须把它放在整体中来研究，是从整体到局部。

条文中罗列的每个证候，由病人叙述出来，都可能成为主诉，所以不能只着眼于某一个证候，而要综合每个证候，成为一个病机贯穿其中的整体，是从局部到整体。

不同条文中的同一个证候描述，看似文字相同，实际上是有区别的。例如桂枝汤条中的汗出与白虎汤条中的汗出，条文都表述为"汗出"，但其表现是有区别的，前者当为冷汗，后者当为热汗，这是因病机不同所致。

读条文要注意条文中各证候之间的关系，是因果关系还是并列关系。

读条文，包括读其他医籍要注意，文字描述无论怎样也不可能完全真实地反映证候的实际情况，所以读书时要站在作者的角度思考文字所要表达的意思，以及文字没能表达出来的东西。例如条文中的小便不利，从字面上看，是指小便不畅通，可能是指小便短少，也可能是指尿频，但欲出不出，这些证候在变成文字时，都可能写为"小便不利"，但意义大不同。

初学桂枝汤时认为是解表剂，后知有"和剂之祖"之称，深以为然。现在认为，其用于太阳中风，就是解表剂；用于"病人脏无他病，时发热自汗出而不愈"则为和剂，定格于某一类，未免作茧自缚。

病有发热恶寒，发于阳；无热恶寒，发于阴。此句注家大多集中在"阴"和"阳"的辨析上，有谓三阴三阳者，也有谓专指太阳少阴者，也有谓阴阳指营卫者。笔者认为，此句不能忽略"发"这个关键字。既曰"发"于"阴"或"发"于"阳"，那么前面那个"病"就和后于的"阴""阳"指的就不是同一回事，而阴阳具有相对性的特质，那么"病"本身的性质与发病类型就要区分开来看。譬如："少阴病，始得之，反发热，脉沉者。"是指少阴病发于阳的情况，故主用麻附细辛汤。所以，笔者认为，《伤寒论》是辨六经病为先，辨发病、辨症状、辨证型等，都在辨六经病的前提下。而少阴病必然有发于阴的情况，但寒无热，则当用四逆汤类，不须赘言。

同理，太阳病在"必恶寒"的情况下，有"或已热"的情况，也有"或未发热"情况，因此也有发于"阳"和发于"阴"的区别。阳明病同样有发于"阴"的情况，《伤寒论》183条："问曰：病有得之一日，不发热而恶寒者，何也？"笔者不认为此处的"恶寒"是太阳病表证未罢，这分明是指阳明病的发病，仲景没有说

"病有得之一日"是指太阳病，并且从字面理解，太阳病不发热而恶寒很正常，不会再问"何也"。而后面的回答也都是针对阳明病而言："答曰：虽得之一日，恶寒将自罢，即自汗出而恶热也。"也就是说阳明病的恶寒很快化热而自罢，这就是与太阳病始终恶寒的区别，是在病证的动态变化中辨析太阳阳明之分野。"恶寒何故自罢？""阳明居中，主土也，万物所归，无所复传，始虽恶寒，二日自止，此为阳明病也。"这一条就指出了阳明病本质所在。

16. 阴伤气浮者柴胡当慎用

治一矽肺病人，素咳，经治愈。刻诊见，口苦、胃胀、头昏，予小柴胡汤加刺蒺藜，2剂。

复诊述，服上方一剂，口苦、头昏等消除，但出现咳血，寻思恐与柴胡用量偏大有关（25g），后该患者常到我处就诊，发现凡用柴胡，不论剂量大小，均能致咳血，停用则平。某些伤寒派医家非议叶天士"柴胡劫肝阴"之说，我则认为柴胡确有升散之力，尤其是温病中阴伤气浮者，确当谨慎。

17. 用收摄法治正虚肿胀的思路

扁桃体肿大，舌淡脉虚，阴证无疑，看似麻附细辛证，但笔者用此法却收效甚微。成都中医药大学有位老师提到过，此为局部松弛，但是具体病理病机却语焉不详。笔者想，此为正虚无疑，肿胀是虚胀，如果像那位老师说的那样局部松弛的话，是不是可以理解为正气虚而失守，不能固摄而散漫肿大，果如是，治法就不该温散，似应温补兼收。咽喉肾所系，则当为肾气虚浮，似可用麦味地黄丸类，或纳气归原法等。当然正虚必然邪实，则又当辨标本缓急，可酌情合用化痰逐饮活血等。用收摄法治正虚肿胀是思路之一，有待临床验证。

18. 因缘和合便能生果

2015 年 8 月 30 日，读到《肇论·宗本义》："缘会而生，缘离则灭。"病证之由来亦复如是。人体体质、所感外邪、情绪牵引、气候变化等皆是种种因缘，因缘和合便能生果。譬如，因于风寒外感，缘于体质虚实，便有麻黄汤、桂枝汤、参苏饮、败毒散等证型。

19. 补肾治遗尿的意外之获

2016 年 4 月 6 日，治易某，男，6 岁。遗尿，每晚 2～3 次，脉弱。父母述怀孕时曾受过损伤。治以补肾，调复气化，五苓散加骨碎补、续断、杜仲、桑寄生、菟丝子等。其母述，服后夜尿减为一次，意外之处在于，以前患儿鼻梁略有塌陷，诸法无效，服药后，鼻梁似有隆起之势，较前饱满高挺一些，眼睛也变大，看起来比以前帅气。思之恐与补肾有关，肾主髓。

20. "桂枝汤，脉浮弱"，脉象还是脉法

桂枝汤，脉浮弱，这个浮弱是浮且弱，还是浮取脉弱。这是两个概念，两种机理，前者指一个脉象，后者只是一种取脉法。浮且弱，是指轻按即得，但脉力弱，重按更虚，表示正不足，但气血尚能趋上，又或者气虚失守而上浮。若为浮取脉弱，表示轻按不得，这是指气血不在浮部，但重按可能有力，就不表示正气虚，而可能是气郁不出于表。今天看一病人，发热汗出恶风，脉浮取不得，就是浮取弱的意思，但沉取很有力，因而想到这个问题。

21. 好处方看气韵

一张好的处方，应该能看到一股气韵流动。方药应当能拨动气机流转，升降出入，开合转承，如何引药入位，如何调节气机，药与药之间如何搭配；一方之中，能看到升降出入有序，思路清晰，目的明确，而非杂凑堆砌。

22. 找准治病用力点

中医治病常似四两拨千斤，但要找准用力点，也须明白用力方向。病机之机，机者要也，便是成病的那一个点，是方药的用力点，在这个点上用力，须知力度大小，用力方向。

23. 读医案

好医案令人赏心悦目，拍案称绝，不由自主地琢磨其辨治思

路，特别是遣方用药的经验，思考为何用某方某药，往往令人大有收获，但亦可反过来看，可以思考为何不用某方某药，所得或不比从正面效法者少。

24. 三阳内陷

临证常发现这样的证候，病位在三阳部位，但脉来不强，正气不如三阳正局旺盛，但也没衰弱到陷入三阴的程度，也没有在阴阳虚实间往来拉锯，往往表现为三阳证候，正气不足。论治上看，此种证候既不足以在三阳部位解决而纯以三阳方药治之，也不足以从两感论治，笔者称为三阳内陷，认为可以在三阳方药中加补益药。

25. 水饮为患，不可一味渗利

水液运化为病，要注意引导机体吸收，而不是一味攻逐渗利，毕竟攻逐渗利是在元气充沛之际的权宜之举，而元气若虚，攻逐渗利法下气伤元的弊端便显现。气化则水化，气化一复，水饮自消，所谓水化，并非概指下利，化亦有自身消融、化于无形之意，特别是胸腹水之类的液体，本是体液中较精华的部分，与寻常水饮有别，如何消融自化，而不执意渗利，方是得法。

26. 民间偏方 2 则

核桃树根熬水，治肺癌。有肺癌晚期患者，坚持服用存活数年之例，姑备一说。

2003 年时，笔者在乡下曾遇一老人，是煤矿退休工人，患矽肺，但老人用自己的方法治好了疾病，检查痊愈。处方是罗汉甘蔗、细木耳、猪油、冰糖，煎熬浓缩。

27. 中药与检验指标

用现代药理方法研究中药成分，是研究药物的手段之一，这样做的结果就是，利用中药控制检验指标。比如，药理实验研究发现，五味子有明显减轻和抑制肝组织损害作用，能使人体和动物的谷丙转氨酶活性降低，其所含的五味子乙素有明显护肝作用。不可否认，中药西用是一种用药方法，但需明确的是，在西药药理下运用的草药不能称为中药，中药最起码的前提是，必须在中医基础理论下使用，否则未有不偾事者，如日本小柴胡汤事件，以及龙胆泻肝汤事件等。笔者按中医理法运用龙胆泻肝汤，或龙胆泻肝丸成药，不下百例，未有一例出现肾功衰。

笔者曾治一黄疸，印象颇深，记得其中一项转氨酶指数高达1600 多（是 1600 多，还是 1900 多，记不准确，但不论哪个数字都触目惊心），相关西医科室不知何故未收入住院。患者是笔者老病人，因此来中医科就诊。望诊患者，全身上下无一不黄灿灿，一进诊室，顿觉蓬荜生辉，辨证为肝胆湿热，方用茵陈蒿汤加减，重用茵陈 90 ～ 120g，服药 40 天左右，从症状到生化检查，完全恢复正常。患者也曾问过，方中哪样药降转氨酶，笔者还真无言以对。西药药理认为可以降转氨酶的五味子，味酸生湿，是本案首先要排除的药物；茵陈是否有降转氨酶的作用，笔者至今还未核查药理，重用茵陈，只是按中医辨证论治而已，如果辨证属阳虚寒湿而用到参附剂，是否也要问问人参、附子降转氨酶的功效？

所以，中药不是不可以降生化指标，只是得按中医的套路来。

还记得，曾治一发热患儿，体温40℃上下，4天不退，打针、输液无效，患儿母亲是检验科医生，几天来数次验血，各项指标高得吓人，具体怎样高，笔者也未见到。正打算转入上级医院时，终于想起还可以试一下中医。证见患儿反复发热，微恶寒，出汗，曾有呕吐，尿黄，舌红苔黄腻，脉滑数。用蒿芩清胆汤合三仁汤，1剂。当晚退热，第2天下午复诊，微汗出，发热未反复，舌苔变薄，验血各项指标趋于正常，从此病愈。患儿家长舒一口气，却指着十数味中药不解地问，那些高得吓人的生化指标是用哪一味中药降下来的？我如实回答，我也不知道，中医就是治人，人好了，可能都会降。笔者的看法是，我们尊重并重视各种检验，但很多时候生化指标也只是一个结果而已。

28. 各家学说不是选边站队

笔者孤陋寡闻，似乎还没看见过古时哪个医家以某派自居。金元四大家，刘河间没有自封"寒凉派"鼻祖，李东垣也没说自己开创"补土派"，朱丹溪也不会把自己划成"滋阴派"，张子和同样如此，张仲景就更不会说这种话了，就算在寒温论争中，各抒己见，在学术观点上可能针锋相对，但也没有自居某派，或拉大旗，为某派代言的医家，这些统统都是后人强加给先贤的。各家学说只是为了梳理学术源流，突出学术重点，不是选边站队。阴阳之道，以平为期，以某派自居，好听点可以说专长，独具匠心，但搞不好也可以被说成偏执，画地为牢，古人聪明得很，避之唯恐不及，不过现在却有人热衷这个，忘却了博采众长的初心。

29. 大医虚怀若谷

笔者有幸两次聆听本校耆宿陈潮祖教授讲座，讲座中，陈老谦虚地说，因为不擅西医，不精针灸，自己只能算四分之一个医生。那时陈老年近 80 岁，德高望重，名满天下，虚怀若谷至此，实在让台下的我等面红耳赤。类似的话蒲辅周老先生也说过。何绍奇先生拜访蒲老时，蒲老说，若医分三等，自己不过中等之中。何先生惊闻之下，暗度自己恐怕只能算下等之下。绍奇先生尚且如此，我辈则更等而下之，落在千里之外了。

后 记

　　本书的写作，几度差点放弃，柯韵伯的话时不时在耳畔回荡："胸中有万卷书、笔底无半点尘者，始可著书；胸中无半点尘、目中无半点尘者，才许作古书注疏。"我自忖没有万卷书压舱，亦且四十而惑，于人事于医事大半时候雾里看花，纵有一得，也是千虑偶中。好在中医学体量磅礴，学无达站，20 年时光不过蹒跚学步，门前徘徊，跌倒可以爬起，不怕显丑露拙，于是在自我安慰中坚持下去了。

　　写作中我才发现，幸好从没有著书立说的打算，因为这个过程不但没有"立"，反而是不停地"破"和否定。

　　我记忆欠佳，读书生怕遗忘，就养成做笔记的习惯，最初写在本子上，后来才用上电脑，但当感悟不期而至，也只能找伸手可及的纸片、纸条写下来，除在校学习时的课堂笔记外，现在能找到的最早的笔记标识在 2001 年，只不过记下来了，平时却很少翻阅，借这次写作之机进行梳理，才察觉以前的认识，经过 10 余年的临证检验和思考后，有不少都需要修正、纠错，乃至彻底改观，其中不乏彼时颇感自得的观点，由此深切体会到"实迷途其未远，觉今是而昨非"。但是，医学一途，仰之弥高，钻之弥坚，瞻之在前，忽焉在后，焉知今日之是，又不是明日之非？所以，"立"是相对的、阶段性的，"破"才是永恒的、不变的，不禁暗自庆幸没有再等20年才来翻这些旧账，而本书的定位和意义也因此逐渐明晰：它就是一份工作学习的阶段性总结，总结的目的在于发现问题，明确方向，重新开始。

从学至今，这一跨度便是20年之久，回首过往，风尘之中，20年前的字墨已然晕开，然而，那一笔一画怎样写下，又如何淡去，何曾相忘过：

> 晚月任风清，流光了无声。
>
> 孤馆灯未灭，寒窗梦已惊。
>
> 推求岐黄意，叩问南阳心。
>
> 当年明月在，霜辉满杏林。

本书从第一个字落笔到最后一个字符收尾，历时1年多，但积累却是一个数十倍的漫长历程，所以，首先感谢家人长久以来的支持。此外，衷心感谢本院李小莉主任、重庆建设医院郭建纲主任在工作中给予我的关照与帮助。云南中医药大学汪剑副教授、成都中医药大学金钊副教授在百忙之中为本书作序，谨此致谢。与马文杰、刘亚峰、王博、冯欣等师兄弟结识于读研期间，志趣相投，在长期探讨交流中获益良多，诸君一路相伴，在本书写作过程中提出不少宝贵意见，幸何如之。感谢本书编辑张钢钢老师付出的辛勤工作。本书"气化升降图"由廖月华电脑制作，表示感谢。

作者才疏学浅，书中错漏，请指正为谢！

2019 年 6 月